Gewidmet meiner Frau Antje und
unseren Kindern Lukas, Lea und Mirja.
Danke!

Dr. med. Dierk Heimann

Wie ein Wunder

Mein Schlaganfall war unwahrscheinlich
und kam überraschend – meine vollständige
Heilung noch mehr

Inhalt

Prolog

Normalerweise sind Krankenhäuser für mich Gebäude wie andere auch. Diesmal ist es jedoch anders. Das spüre ich schon Tage vorher.

Als ich mit dem Auto in die Parkgarage fahre, die ich vor einem Jahr – gerade mal 14 Tage nach meinem lebensgefährlichen Schlaganfall – im Rollstuhl, in völliger Erschöpfung, mit wirrem Kopf und mit massiven Doppelbildern durchquert habe, schnürt sich mir die Kehle zu. Ich nehme den Blumenstrauß vom Beifahrersitz und steige langsam aus. Das Zuschlagen der Tür hallt nach. Mir wird mit einem Mal unfassbar schwindelig. Bilder steigen in mir auf, die ich lange verdrängt hatte. Ich schwitze, nehme eine Treppe in der Nähe, die ins Freie führt. Beim Gehen wird es besser. Durch eine Seitentür betrete ich den Gebäudekomplex und glaube, den Korridor wiederzuerkennen. Bin ich über diesen nicht zur Kernspinuntersuchung geschoben worden?

Wieder drängen sich mir Bilder auf. Beklemmend.

Ich habe das Gefühl, meinen unsagbaren Schwindel, die fürchterliche Übelkeit und völlige Hilflosigkeit von damals erneut zu spüren. Jetzt. Hier. Heute. Mir wird bewusst: Das sind Flashbacks. Ich kann mich nicht wirklich gegen sie wehren. Zeichen einer posttraumatischen Belastungsstörung?! Doch mein ärztliches Wissen hilft mir jetzt nicht. Hier, in diesem, in meinem Korridor der Angst.

Ich kann mich nicht daran erinnern, damals solch eine Angst gehabt zu haben. Jetzt ahne ich, dass mein Gedächtnis sie möglicherweise nur weggesperrt hat. Für einen Moment setze ich mich. Mein Puls rast. Ich ringe den Impuls nieder, den Gang sofort zu verlassen. Sinnentleert drehe ich den Blumenstrauß in meinen Händen. Eigentlich wollte ich den Strauß nur kurz in der Stroke-Unit übergeben, auf der ich vor einem Jahr eingeliefert wurde, ein paar Worte wechseln. Jetzt möchte ich einfach nur wieder weg. Vielleicht bin ich an diesem Tag im Mai 2016 viel mehr ein Patient als damals vor einem Jahr. Aber heute laufe ich, selbstständig.

Schon oft habe ich gehört, dass Jahrestage es in sich haben können, aber nie geglaubt, dass ich dafür anfällig sein könnte.

Ich habe mich getäuscht.

1

»Mein Leben ohne Kleinhirn«

Wie fange ich an?

Vielleicht so: Mir geht es heute wieder gut. Sollten Sie oder ein Ihnen nahestehender Mensch sich gerade in einer ähnlichen Situation befinden wie die, in der ich vor drei Jahren war, hilft Ihnen diese Bemerkung gleich zu Beginn womöglich, besser mit dem umzugehen, was Sie lesen werden. Die Idee zu diesem Buchprojekt kam mir ein paar Wochen nach dem Schlaganfall. Bestärkt wurde ich durch unsere mittlere Tochter Lea Katharina (damals 14), durch Fragen während meiner Rehazeit – an mich als einen Betroffenen und eben Arzt – sowie Dutzende Mails, die mich nach einem am 1. Januar 2016 erschienenen Interview erreicht haben.

»Papa, schreib doch wieder mal ein Buch, das kann bestimmt vielen Menschen helfen«, sagte unsere Tochter Lea damals, »irgendwas wie ›Mein Leben ohne Kleinhirn‹ oder so …« Ich musste schmunzeln. Sie hatte so recht. Einfach wieder anfangen! Ich habe lange für dieses Manuskript gebraucht. Das meiste erst Ende 2017 und 2018 zu Papier gebracht. Viele Menschen motivierten mich immer wieder – meine Frau, meine Kinder, journalistische Vorbilder wie Uwe Bokelmann vom Bauer-Verlag (Ende 2015, er hatte auch die Idee zu einem Interview mit mir in einer der von ihm verantworteten Zeitschriften), seine Redakteurin Kerstin Kropac im Herbst 2017 und nicht zuletzt ein Brief meines späteren Lektors Uwe Birnstein, der im März 2018 fragte, ob ich nicht ein Buch über meine Schlaganfall-Geschichte schreiben wolle. Da war die Hälfte schon fertig – und diese Anfrage des bene!-Verlages brachte mir den notwendigen Schlussschwung.

Mein Schlaganfall ist nun knapp drei Jahre, also rund 1000 Tage her. Seitdem werde ich immer wieder als ein »medizinisches Wunder« bezeichnet. Nett. Dennoch: Ich schäme mich dann meistens ein wenig, weil ich nur zum Teil etwas dafür kann. Ich hatte Glück im Unglück. Die optimale, schnelle Therapie der ersten Stunden auf einer modernen Stroke-Unit war zweifelsohne die voraussetzende Bedingung für alles Folgende. Hinzu kam mein medizinisches Wissen als Arzt, der Mut der Verzweiflung (»Genesungstrotz« habe ihn genannt), der mich immer mal wieder gegen das System rebellieren und meinen Weg einfordern ließ. Weitere Aspekte meiner »heilenden Melange« waren mein Humor, ein unbeugsamer Optimismus, das Aufgefangensein in meiner Familie, das »Sich-eingebettet-Fühlen in etwas Größeres« und nicht zuletzt meine eiserne Entschlossenheit, es entgegen aller (!) Prognosen zu schaffen. Längst nicht auf alles konnte ich kämpfend Einfluss nehmen, dies sei einschränkend gleich zu Beginn gesagt. Vieles ist einfach Schicksal … leider. Oder zum Glück?! Wie kann man sich ein solches Kämpfen vorstellen? Ein gelähmter Arm ist schließlich gelähmt – genauso wie ein Tumor eben ein Tumor ist. Vielleicht so: Das wenige, was ich noch an Ressourcen hatte, habe ich genutzt. Ich bin unzählige Male mit Übungen oder Therapien gescheitert, habe mir ständig zu viel vorgenommen, es dann nicht geschafft. Es anders gemacht. Vielleicht ist es das: Zu kämpfen heißt, nicht aufzugeben. Sich nicht hinzulegen. Erneut sei jedoch gesagt: Dafür brauchen Sie, dafür brauchte ich Ressourcen – Optionen, die man nutzen kann. Es war mein Privileg, in dieser Situation nicht zu verzweifeln.

»Unmögliche Dinge passieren jeden Tag«, heißt es im Musical »Cinderella«. Das stimmt. Ich habe es erlebt. Deshalb gehört dieser Satz zu meinen Lieblingssätzen.

Mein Schlaganfall war äußerst unwahrscheinlich. Der Heilungsverlauf ebenfalls. Laut Statistik müsste ich tot, mindestens aber schwer eingeschränkt sein. Nichts davon bin ich. Gleich zweimal zeigte der Blick in die statistische Glaskugel etwas völlig anderes als das, was eintraf – zuerst, vor dem Schlaganfall, »trügerische Sicherheit« (»So was passiert mir nie!«), dann »schwärzeste Nacht« (»Das wird nix mehr!«). Fazit: Die Statistik ist – für den Einzelfall – nur eine Zahl ohne persönliche Aussagekraft.

Meine linke Hand ist nach wie vor etwas langsamer, mir ist im Stehen oder Gehen ständig schummrig, und ich sehe manchmal Doppelbilder, wenn ich müde bin. Auch ist eine Migräne mein fast täglicher Begleiter. Und müder als früher bin ich leider auch, besonders am frühen Abend. Mein Schlaganfall war eine Art Alterungszeitmaschine.

Bitte haben Sie beim Lesen Verständnis dafür, dass ich nicht beschreiben kann, wie diese Horror-Zeit für meine Kinder war. Ich kann mir nicht sicher sein, wie sie dies in einigen Jahren empfinden würden, wenn sie erwachsen sind.

Doch all das ist nichts im Vergleich zum 6. Mai 2015, dem Tag des Schlaganfalls, und dem 7. Mai 2015, dem ersten Tag auf der Stroke-Unit. Da ging wirklich nichts mehr – außer ruhig liegen. Jede noch so kleine Lageänderung verursachte unfassbaren Schwindel, Übelkeit und Erbrechen. Ständig hatte ich das Gefühl, aus dem Bett zu fallen. Ich konnte zunächst überhaupt nicht mehr sprechen, später nur lallen. Mein Müsli sabberte mir tagelang aus dem Mund, und an Stehen oder gar Laufen war nicht im Entferntesten zu denken. Seit frühen Kindertagen unbedachte, selbstverständliche Dinge waren einfach ausradiert. Meine linke Körperhälfte machte nichts – oder nur das, was sie wollte. Auf der rechten Seite war mein Berührungs-, Temperatur- und Schmerzempfinden fast erloschen. Nichts war mehr sicher. Auch ich meiner selbst nicht. Mein Gedächtnis war ein Sieb. Mein früheres Können weg. Nicht mal bis 30 konnte ich zählen, ohne den Faden zu verlieren. Ich wusste nicht mehr, welche Zahl ich zuletzt genannt hatte. Ich fiel auf mich selbst zurück. Meine Umwelt rückte weit weg. Ich brauchte alle Energie für mich. Meine Welt engte sich ein. Wurde immer kleiner. Einsamkeit. Ein existenzielles Minimum. Eine schlimme Erfahrung für mich, für meine Kinder, für meine Frau, für meine Eltern. Ich schwebte in akuter Lebensgefahr. Unbehandelt standen die Chancen 9 zu 1 gegen mich, behandelt etwa fifty-fifty. Bleibende massive Schäden waren nahezu sicher.

Mich hatte ein Blutgerinnsel in einem besonders empfindlichen Teil des Gehirns ereilt (in der Fachsprache: eine distale Arteria-basilaris-Thrombose). Mein Atem- und Kreislaufzentrum war ohne ausreichende Blutversorgung. Jede Sekunde zählte, um zu überleben. Jede Minute ohne Blutversorgung zerstört etwa zwei Millionen Hirnzellen in der betroffenen Region.

Dank schneller Auflösung (»Lyse«) des Blutgerinnsels hat es auf Dauer nur meine linke Kleinhirnhälfte (zuständig für die Bewegungskoordination der linken Körperhälfte) erwischt, Atem-, Kreislauf- und Bewusstseinszentrum (Hirnstamm) konnten sich größtenteils zum Glück wieder erholen. Zu Beginn sah das anders aus. Ein Risikofaktor mehr, eine schlechtere Fitness – und ich hätte den Schlaganfall wohl nicht überlebt.

Bis zum 6. Mai 2015 war ich aktiver Hobby-Sportler, bin mindestens dreimal pro Woche gejoggt (noch am Tag davor etwa acht Kilometer mit einem Kollegen), war ausgebildeter Pressslufttaucher, zertifizierter Taucherarzt, seit 25 Jahren Snowboarder, zudem Surfer und Schwimmer – vor Jahren sogar mit Trainerlizenz in der DLRG. Blutdruck und LDL-Cholesterin waren früher zu hoch, aber gut eingestellt. Ich war Nichtraucher, normalgewichtig, ärztlich ausgebildet in Ernährungsmedizin. Beste Voraussetzungen also, dass nichts passiert. Es ist aber passiert. Da liegt die Frage schon nahe, die sich fast jeder stellt, ich mir auch, unzählige Male: Warum ich?

Ich habe schnell lernen müssen, dass sowohl die Frage als auch das Nachdenken darüber für mich sinnlos sind. Damit Sie mich nicht falsch verstehen: Risikofaktoren für Herzinfarkte, Gefäßerkrankungen und Schlaganfälle gilt es akribisch zu suchen, zu finden und möglichst zu beseitigen! Wir können so neun von zehn Herzinfarkten und Schlaganfällen verhindern. Ich tue dies als Arzt heute mehr denn je, mit großem Engagement, lasse meine Patienten auf extragroßen Monitoren ihre eigenen, im Ultraschall sichtbaren Gefäßablagerungen verfolgen. Jedoch kennt jeder von uns Menschen, die rauchen, hohen Blutdruck und Diabetes haben, sich nicht sportlich betätigen und trotz dieser Risikofaktoren bis ins hohe Alter keinen Schlaganfall bekommen.

Das Leben ist nicht fair. Im Guten wie im Schlechten. Es gibt nicht immer einen erkennbaren Sinn. Medizin ist Statistik, und Statistiken haben keinerlei Aussagekraft für den Einzelnen. Ich erwähnte es schon kurz. Es ist wie beim Lotto: Am Ende gibt es einen Gewinner – wie schlecht die Chancen für ihn auch standen. Auch mich hat es getroffen, nur kann man da nicht von einem Glücksfall sprechen.

Vielleicht sind Sie oder ein von Ihnen geliebter Mensch in einer ähnlichen Situation, wenn Sie diese Zeilen lesen. So wie ich damals. Prognosen sind das eine, Tatsachen das andere. Jeder Mensch ist einzigartig.

Um es klar zu sagen: Ein Schlaganfall ist echter Mist – die ersten Tage, Wochen, Monate waren bei mir unbeschreiblich angstbesetzt, deprimierend, niederschmetternd, kräftezehrend und frustrierend. Ich habe nie etwas Schwierigeres im Leben zu meistern gehabt.

Auf den nächsten Seiten werde ich sehr offen berichten. Ich werde Ihnen einen möglichst direkten Einblick in meine damalige Erlebniswelt gewähren – auch die dunklen Tage und die vielen Tiefen, selbst die intimen und peinlichen Momente nicht verschweigen. Warum? Ich habe es oft vermisst, dass meine Therapeuten mit mir offen reden, wahrscheinlich haben sie vieles selbst nicht gewusst. Ich möchte es in diesem Buch daher anders halten. Vielleicht hilft es Ihnen, besser zu verstehen oder besser verstanden zu werden. Das ist mir ein echtes Anliegen.

Nichts Menschliches sollte uns peinlich sein, so wir uns für aufgeklärt und modern halten. Egal, ob jemand schmunzelt, wenn ich über meine Schwächen, Emotionen und Erlebnisse schreibe: Ich tue es dennoch. Es gehört nun zu meiner Biografie. Es gibt viele Fragen nach einem Schlaganfall, die einem niemand stellt. Warum eigentlich nicht: aus Scham? Aus Unwissen? Offene Kommunikation kann lindern. Sie ist wohl der einzige Weg aus der Isolation. Viele Mails, die ich nach meiner Genesung erhielt, zeugten von Dankbarkeit dafür, dass endlich einmal jemand beschreibt, was während eines Schlaganfalls mit einem Menschen passiert. Was mit mir passiert ist.

Gab es für mich eine Kernbotschaft in dieser schwierigen Zeit, die mich getragen hat? Ja! Sie lautet: »Aufgeben ist keine Option!« Das klingt wie ein Appell. Es ist wohl auch einer.

»Nehmen Sie den Schlaganfall sportlich!« Das riet mir damals jemand. Schreibt sich leicht. Ist es aber überhaupt nicht. Leider kann ich da inzwischen ein wenig mitreden. Ich hatte das Glück, ihn dennoch so sehen zu können, vom zweiten Tag an. Diese pragmatische Sicht passte zu mir. Ich habe meinen Schlaganfall als weitere Herausforderung des Lebens begriffen, so wie die Besteigung des Mount Everest. Doch es war und wurde viel schwerer als gedacht. Mir hat später ein Kollege gesagt: »Sie haben sich immer etwas vorgenommen, das hat dann nicht geklappt – also haben Sie es anders gemacht. Das war Ihr Erfolgsrezept.« Das beschreibt meinen Weg sehr gut.

Für wen schreibe ich dieses Buch? Für Sie? Für mich? Für meine Familie? Für mein Umfeld? Wahrscheinlich für uns alle. Mir haben die reflektierenden Gedanken und das Schreiben in den zurückliegenden 1000 Tagen jedenfalls immer wieder sehr geholfen. Es war für mich oft leichter, als darüber zu reden. Gleichzeitig habe ich erkannt: Als mir das Schicksal von jetzt auf gleich viel von meiner Freiheit genommen hat, fehlte mir auch die Freiheit, mit meiner Familie – vor allem mit meiner Frau und meinen Kindern – darüber zu reden. Auf diese Sprachlosigkeit war ich nicht vorbereitet. Meine Frau auch nicht. Obwohl ich das von Berufs wegen doch eigentlich können müsste. Auch meiner Frau fiel es schwer. Sie ist Psychiaterin und in Fragen der Kommunikation noch besser ausgebildet als ich.

Ich kann das inzwischen (etwas) besser, auch weil ich akzeptiert habe, dass die Krankheit nun mal zu meiner Lebensgeschichte gehört und ich das Glück hatte, die Folgen weitestgehend zu überwinden.

Heute weiß ich auch: Hier muss jeder, jedes Paar, jede Familie einen Weg finden. Mein 21-jähriger Sohn Lukas hat mir nach dem Durchlesen der ersten Seiten des Manuskriptes gesagt: »Ich bin froh, dass du es aufgeschrieben hast. Du redest ja nicht darüber.«

Vielleicht können Sie es besser machen als ich. Offenheit in der Situation, auch wenn es schwerfällt, ist der einzige Weg aus der Isolation. Ich habe meine Grenzen in diesem Punkt wirklich kennenlernen müssen.

Es würde mich sehr freuen, wenn diese Zeilen auch für Sie hilfreich sein könnten und die folgenden Seiten dazu beitragen, Ängste ab- und Verständnis aufzubauen. Dennoch möchte ich hier nichts schönreden: Ein schwerer Schlaganfall bedeutet, wie jede lebensbedrohliche Erkrankung, die pure Panik – und oft dunkelste Nacht. Bei Betroffenen. Bei Angehörigen. Bei Freunden. Aber auch: bei ärztlichen Kollegen. Bei den vielen wichtigen Therapeuten. Der Schlaganfall zählt immer noch zu den häufigsten Todesursachen. Machen wir uns nichts vor: Uns Weißkitteln fehlt meist die Erste-Person-Perspektive. Erfahrene Ärzte haben zwar schon alles miterlebt, aber dankenswerterweise nicht alles selbst erlebt. Ich hatte dieses Pech. Möge es ein Glück sein, wenn ich nun darüber schreibe.

Wichtig ist mir: Patentrezepte gibt es nicht. Der folgende,

mein ganz persönlicher Blickwinkel kann für Sie daher völlig falsch sein. Auch hat meine Geschichte nichts Bewundernswertes an sich. Ich bin kein Held. Ich wollte einfach mein Leben zurück. Dass ich etwas hatte, wofür es sich lohnte zu kämpfen, hat mir sehr geholfen. Diese Erkenntnis war für mich die ganze Zeit über tröstlich: Ich fühlte mich in meinem Leben zu Hause. Dahin wollte ich zurück.

Trotz meiner damals erst 46 Jahre hatte ich das Privileg, auf ein sehr reiches und zufriedenes Leben zurückblicken zu dürfen. Ich habe schon immer vieles gewollt – und habe das meiste davon auch erreicht: Ich wollte immer Arzt werden. 1998 bin ich es geworden. Ich wollte immer Radio- und Fernsehmoderator werden – 1991 war es so weit. Ich wollte immer Wissenschaftsjournalist und -autor werden. Seit 1995 bin ich es. Ich wollte immer eine Familie gründen. 1995 habe ich geheiratet, 1997, 2001 und 2006 kamen unsere drei Kinder zur Welt. Aber: Ein Schlaganfall-Patient wollte ich nie sein, bin es aber 2015 geworden.

Ich verstehe mich gut mit meinen Eltern und Geschwistern. Meiner Frau und mir ist es zudem offensichtlich gelungen, eine einladende und offene Atmosphäre bei uns zu Hause zu schaffen. Selbst die Freundinnen und Freunde unserer ältesten Kinder begleiten uns gerne in den Urlaub. Auch wenn dieses Buch primär von meinem Schlaganfall erzählt, das Lebensmotto meines guten Freundes, Mitstudenten und Trauzeugen Holger Nölle stimmt nach wie vor auch für mich: »Life is good«, oder wie ich es für mich formuliert habe: »Das Leben ist eine wunderbare Sache.«

Wie die meisten Menschen trage ich viele Lieblings-Musikstücke mit mir durchs Leben. Vielleicht ein paar mehr als der Durchschnitt, weil ich nach dem Abitur bei einem privaten Radiosender als Musik- und Unterhaltungsmoderator arbeiten durfte. Eine coole Zeit. Die meisten Musikstücke begleiten mich seit vielen Jahren. Pop und Rock vor allem. Einige sind im Laufe der Zeit dazugekommen und legen sich wie eine Folie passend über das Erlebte. Eine Art Soundtrack meines Lebens.

Diese Stücke verbinden mich mit Erinnerungen. Wie eine Nabelschnur in die Vergangenheit. Während meiner Erkrankung haben viele dieser Liedzeilen für mich eine ganz neue, sehr persönliche Bedeutung bekommen. Bei manchen hatte ich das Gefühl, sie wären für mich geschrieben. Die Textpassagen beschreiben gut, wie ich mich gefühlt habe, was mich beschäftigt hat. Stundenlang habe ich vor verschiedenen Kliniken in der Sonne gesessen, einen Coffee to go getrunken, die Sonnenbrille aufgezogen, mich abgeschottet, weggeträumt und mit dem Knopf im Ohr Musik gehört. Plötzlich war es nicht nur Musik. Viele der Texte veränderten die Sicht auf meine Situation. Sie sprachen zu mir. Die Kenntnis der für mich zentralen Zeilen ist daher für das Verständnis und das Nachvollziehen meiner damaligen Situation unerlässlich. Das Hören bereitete mir Momente großen Glücks. Viele dieser Songs haben in mir, in meiner Situation, Wesentliches bewirkt – ich führe sie immer wieder einmal an, um meine sich verändernde Gefühlslage besser vermitteln zu können.

Plötzlich konnte ich z. B. den deutschen Interpreten Jan Delay (meine Frau mag seine etwas knatschige Stimme nicht) sehr gut verstehen. Mit dem Hören seines Songs »Hoffnung« wurde mir klar: Musik kann für mich tatsächlich zu einem Strohhalm werden. Er bringt es so auf den Punkt:

Wenn du denkst, es geht nicht mehr,
kommt von irgendwo diese »Mucke« her …
Und sagt dir, dass alles besser wird
und dass die Hoffnung als Allerletztes stirbt …

Auszug aus »Hoffnung« von Jan Delay, veröffentlicht 2009

Während meiner Zeit nach dem Schlaganfall kreisten meine Gedanken häufig um das Buch »In eisige Höhen« von Jon Krakauer aus dem Jahr 1997. Es geht um ein Bergsteigerdrama am Mount Everest – eine fatal gescheiterte Expedition. Mit vielen Opfern. Auch im Mai. Wenn auch 19 Jahre zuvor … Ich hatte es vor Jahren – noch auf Kassetten – fasziniert und zugleich voller Erschütterung im Auto gehört. In mir formten sich nun viele Parallelen: eine große Herausforderung, die Folgen des Sauerstoffmangels für das Gehirn in großen Höhen, das Schwinden von Kraft und Sinnen in der »Todeszone über 8000 Höhenmetern«, die Dauer von Vorbereitung und Expedition, die Ungewissheit des Ausgangs … Wenn »da oben« etwas passiert, bist du auf dich alleine gestellt. Mir ist auch »da oben« was passiert, ich war oft auf mich alleine gestellt. Mein Umfeld hatte häufig Schwierigkeiten, mich und meine Handlungsweisen zu verstehen. Ich hatte häufig Schwierigkeiten, mich und meine Handlungsweisen, auch nur meinen Körper zu verstehen. Auch das war wie beim Bergsteigen: Ich musste das Neue meiner Situation von einem vermeintlich sicheren Basislager aus erkunden und mich – im Zweifel – immer wieder dahin zurückziehen. Das klingt schöner, als es war. Mein »sicheres Basislager« war leider sehr lange sehr klein.

Ich habe große Teile dieses Buches im Osterurlaub am Lago Maggiore und im Skiurlaub in Hopfgarten in den Kitzbüheler Alpen geschrieben. Das ist vertrautes Terrain. Ich selbst kann leider nicht mehr surfen, Motorrad fahren, klettern oder snowboarden. Mein verbliebener Gleichgewichtssinn lässt es nicht mehr zu. Für das normale Leben reicht es aber. Was »gleichgewichtskompetenten Personen« (klingt viel schlauer als »Gesunde«) schwerfällt, ist für mich heute leider unmöglich. Ein Klettergarten zum Beispiel. Hinzu kommt, dass jeder größere Sturz für mich bedrohlich wäre. Da ich ein blutverdünnendes Mittel (Apixaban) einnehmen muss, wären auch kleinere innere Blutungen höchst gefährlich. Dennoch bin ich dankbar: Denn dieses moderne Medikament hat mich wahrscheinlich vor einem weiteren Schlaganfall bewahrt.

So genießt meine Familie gerade den Schnee, während ich gemütlich im Café »Rundel« sitze, ein paar Haferl Kaffee trinke und diese Zeilen schreibe. Natürlich: Ich vermisse das Snowboarden. Ich vermisse das Surfen. Ich vermisse das Motorradfahren – und einiges mehr. Doch das ist Klagen auf hohem Niveau.

Dieses Buch habe ich in den ersten Wochen nach dem Schlaganfall begonnen, die Arbeit daran anschließend immer wieder vor mir hergeschoben, später alles noch mal umgeschrieben. Dennoch wollte ich es immer zu Ende bringen – und hatte gleichzeitig Angst, was mich beim schreibenden Durchleben erwarten würde. Nun ist es geschafft.

Ich lebe. Und es ist ein gutes Leben. Unterwegs sah es oft nicht danach aus.

2

Alles neu macht der Mai

Der Tag, an dem der Schlag mich traf

Es ist Mittwochmittag. Schönes Wetter. Ich fahre gut gelaunt mit einem Arbeitskollegen von Mainz nach Mannheim. Ziel ist einer der größten Anbieter von Produkten und Lösungsangeboten für medizinische Labore. Vor einiger Zeit habe ich eine Medizinfirma gegründet, die sich darauf spezialisiert hat, ärztliches Spezialwissen in der Breite verfügbar zu machen. Zurzeit widme ich mich der Entwicklung von intelligenter Software, die dazu beitragen soll, im Alltag zuverlässigere Diagnosen zu stellen und vielversprechende Therapien auszuwählen. Heute wollen wir eine mögliche Kooperation besprechen. Ich soll im kleinen Kreis einen Standardvortrag halten. Nichts Ungewöhnliches. Alles ist wie immer.

Schließlich sitzen wir zu viert in einem fensterlosen Besprechungsraum. Es gibt Wasser aus Plastikflaschen. Nach kurzem Austausch über die Bedürfnisse heutiger Labore beginne ich mit meinem Vortrag. Bei Folie III merke ich, dass etwas mit mir nicht stimmt. Zunächst halte ich es für einen harmlosen Migräneanfall, doch es ist diesmal anders. Ich sehe alles verschwommen und doppelt, kann nichts mehr lesen. Nach wenigen Augenblicken beginnt sich alles zu drehen, wie im Schleudergang einer Waschmaschine. Mir wird übel, unfassbar übel. Auch merke ich, dass mir das Sprechen plötzlich schwerfällt. Mir, dem Freiredner und ehemaligen TV-Moderator.

Nun spinnen auch mein linker Arm und das linke Bein. Möchte ich auch nur kleinste Bewegungen machen, reagiert die linke Seite völlig chaotisch. Mir ist das alles sehr peinlich. Ich bitte um zwei Minuten Auszeit – erfinde schnell noch einen fiebrigen Infekt, den ich vorschiebe, doch ich kann schon nicht mehr alleine gehen, muss mich an der Wand abstützen, werde geführt und falle vor dem Raum in ein Sofa. Mit Mühe trinke ich einen Schluck Cola, kann plötzlich nicht mehr sprechen. Vor drei Minuten habe ich noch frei redend präsentiert. Dieser Moment bedeutet das Ende meines bisherigen Lebens. Das weiß ich heute. Von hundert auf null in wenigen Augenblicken.

Zwar habe ich die Worte, die ich sagen will, klar im Kopf, verstehe jeden um mich herum, doch verlassen nur noch unverständliche Laute meinen Mund. In mir steigt Beklemmung auf. Ich befürchte zu wissen, was ich habe. Als Mediziner weiß ich, dass es eigentlich nur zwei Erklärungen gibt: entweder eine »TIA«, eine transiente ischämische Attacke (also eine Durchblutungsstörung des Gehirns mit rascher Rückbildung der Symptome, aber immer verbleibenden Zellzerstörungen und einer Gefahr der Wiederholung) oder, noch schlimmer: ein echter Schlaganfall, also eine schwerwiegendere Durchblutungsstörung des Gehirns mit verzögerter, nur geringer Rückbildung oder gar zunehmender Verschlechterung. Doppelbilder und Drehschwindel lassen mich an das sogenannte hintere Stromgebiet der Blutgefäße mit dem Hirnstamm denken, also die Steuerzentrale für Atmung und Kreislauf.

Doch selbstbetrügerisch hoffe ich in diesen dramatischen Momenten immer noch auf einen schweren Anfall von Migräne, unter der ich ab und zu leide.

Ich muss mich übergeben. Mehrfach. Gut, dass ein Papierkorb da ist.

Je schlechter es mir geht, desto mehr verblasst die Außenwelt.

Ein Kollege des Gastgeberteams kümmert sich rührend um mich. Jetzt sehe ich die Panik im Gesicht meines Mitarbeiters, der links auf einem Sessel neben mir in der kleinen Couchgruppe sitzt. Ich kann nichts mehr sagen. Der Betriebsarzt wird gerufen, ich werde unsagbar müde. Mir ist nun alles egal. Schwindel, Übelkeit, Doppelbilder, der Verlust der linksseitigen Kontrolle – alles wird schlimmer. Nichts besser. Binnen Augenblicken. Spürbar. Jetzt wird mir – wie durch dichten Nebel – klar, was alle anderen um mich herum schon längst wissen: Heute Nacht werde ich nicht in meinem eigenen Bett schlafen. Die Situation ist lebensgefährlich. Ich ahne es in diesem Augenblick mehr, als dass ich es weiß.

Der Werksarzt kommt. Puls und Sauerstoffsättigung werden gemessen. Ich habe deutlich zu wenig Sauerstoff im Blut. Mein (Not-)Arztverstand – immer noch glasklar, wenn auch langsamer und müde – warnt jetzt: Dein Sauerstoff-Regelkreis ist betroffen. Deine Atemsteuerung versagt. Du schwebst in Lebensgefahr. Und gleichzeitig denke ich: Na und? Meine Gedanken verlassen Mannheim. Sie gehen auf die Reise. Durch Zeit und Raum. Zurück ins Jahr 2009 – damals habe ich in Mailand ein kuscheliges Open-Air-Konzert der Simple Minds besucht. Die mag ich seit den 80ern. Damals stellte Sänger Jim Kerr das neue Album vor. In diesen lange zurückliegenden Sommertagen habe ich den Titelsong »Stars will lead the way« nicht recht verstanden – jetzt kommen mir einige Liedzeilen in den Sinn, die exakt das ausdrücken, was mir gerade widerfährt:

And I'm wandering in a trance, taken over me
Wandering in a world but I can't see
Wandering in a trance, taken over me
Taken over me, taken over me
I'm the one who broke apart, yeah I'm the one that's free
I'm the one who broke apart, the one that couldn't see

***

Ich wandle wie in Trance, die sich meiner bemächtigt.
Ich wandle in einer Welt, die ich nicht sehen kann.
Ich wandle wie in Trance, die sich meiner bemächtigt.
Ich bin derjenige, der ausgebrochen ist, ich bin es, der nun frei ist.
Ich bin derjenige, der ausgebrochen ist, der, der nicht sehen konnte.

Auszug aus »Stars Will Lead The Way« von den Simple Minds, veröffentlicht 2009

Den Mitarbeiter des Gastunternehmens, der sich so rührend um mich gekümmert hat, habe ich übrigens einige Monate später wiedergetroffen. »Man hat damals gemerkt: Sie wollten das Ereignis nicht akzeptieren«, sagte er mir. »Sie wollten weitermachen. Sie haben gekämpft. Bis zum Zusammenbruch. Das fand ich sehr beeindruckend.« Dies ist eines der schönsten Komplimente, die ich je bekommen habe. Ich habe versucht, es den ganzen Genesungsweg so zu halten: zu kämpfen. Das mag martialisch klingen. Doch das war es nicht. Es war für mich ein Versuch, die Kontrolle zurückzugewinnen.

Zwischen Kotztüte und Kernspin

Eine Nadel landet in einer Vene in meinem Arm. Wie oft habe ich als Arzt selbst Nadeln gesetzt?! Die wenigen Schritte zur Liege des Rettungswagens auf dem Gang kann ich nicht mehr alleine gehen. Mein linkes Bein versagt den Dienst. Mein linker Arm zuckt. Ein echter Zusammenbruch. Als ich endlich auf der Liege bin, ist mir so schwindelig, dass ich den Eindruck habe runterzufallen. Ich muss mich nun ständig übergeben – in die Kotztüte der Sanitäter. Im Anzug werde ich auf der Liege durch das Bürogebäude geschoben, bemerke die neugierigen Blicke. Egal! In der Uniklinik wird mir schnell geholfen, hoffe ich.

Die Fahrt im Rettungswagen beginnt. Wie skurril. Erst vor

wenigen Monaten habe ich selbst eine Notarztfortbildung gemacht. Ich werde immer müder. Jetzt liege ich auf der anderen Seite. Mir fallen die Augen zu. Ich erbreche mich dennoch. *Wenn ich jetzt noch Schluckprobleme bekomme, wird es heikel mit dem Erbrechen,* geht es mir durch den Kopf. Mühsam stammle ich schwer verständlich diejenigen Medikamente zusammen, die ich regelmäßig nehme, gegen Bluthochdruck und – vorsorglich – zu hohe Cholesterinwerte (wahrscheinlich bewahrt mich das davor, an diesem Tag das Leben zu verlieren), lalle meine Krankengeschichte. Als ich mich selbst reden höre, denke ich nur: Entsetzlich, das soll ich sein? Das ist kein Sprechen. Das ist Kauderwelsch. Mir fehlen Worte. Ich kann sie zwar denken, aber ich kann sie nicht aussprechen. Ich verstehe alles. Doch niemand sonst versteht mich. Das macht mir Angst.

Mein Sauerstoffspiegel im Blut fällt – trotz Sauerstoffgabe über die Atemluft – immer weiter ab. »Mach schneller«, bittet der ärztliche Kollege den Fahrer. Mein Allgemeinzustand verschlechtert sich zusehends, der Notarzt redet beruhigend auf mich ein. Danke! Die Notaufnahme am Uniklinikum Mannheim. Ich drifte immer wieder weg. Der aufnehmende Kollege hält es zu Beginn auch für eine schwere Migräneattacke. Für alles andere sei ich zu jung, zudem kein Raucher, noch dazu sportlich. Ich bekomme ein Medikament gegen die Übelkeit gespritzt (Vomex). Es kommt mir vor, als explodiere eine Nebelbombe in meinem Hirn. Alles rückt in immer weitere Ferne.

Ich werde zur Kernspintomografie gerollt. Es geht einen langen Gang entlang, ich schlafe immer wieder ein. Meine Erinnerungen sind bruchstückhaft. Die Untersuchung ist rasch überstanden, doch die Ergebnisse bestätigen die schlimmsten Befürchtungen: Es ist doch ein Schlaganfall. Ein lebensgefährlicher noch dazu. Atemzentrum, Mittel- und Kleinhirn und eventuell auch das Sehzentrum seien in akuter Gefahr. Ein Blutgerinnsel unbekannter Herkunft verstopfe den oberen Teil der Arteria basilaris. Dieses müsse so schnell wie möglich aufgelöst werden!

Chaos in meinem Kopf. Ich kann mir in diesem Augenblick nicht vorstellen, wie ich »das hier« überstehen soll. Gibt es ausweglosere Situationen? Mich beruhigt eine Passage aus dem Everest-Buch »In eisige Höhen«. Mir wird klar: Auch Menschen vor mir haben einen solch totalen Kontrollverlust erlebt. Der Autor zitiert dort den irischen Dichter William Butler Yeats. Diese Passage gibt mir das Gefühl, dass schon andere erlebt haben, was ich nun fühle:

Weiter und weiter in konzentrischen Kreisen
Der Falke kann den Falkner nicht hören;
Die Dinge zerfallen, das Zentrum hält nicht mehr;
Absolute Anarchie ergießt sich über die Welt.

William Butler Yeats, »Der Jüngste Tag«, Zitat aus »In eisige Höhen«

Seit dem Beginn der Beschwerden sind gerade mal zwei Stunden vergangen – oder weniger. Ich sage mir: Nach der Lyse, bei der das Blutgerinnsel im Kopf aufgelöst wird, wird alles wieder in Ordnung sein. Spritze in den Arm, Zeugs rein, Gerinnsel auflösen, alles wieder wie vorher. Das ist wohl der Moment, an dem mich mein bis dahin noch halbwegs klarer, wenn auch vernebelter Verstand endgültig verlässt.

Traum, Wünsche und Realität lassen sich in den nächsten Stunden (und Tagen) nicht mehr klar trennen. Auf der Stroke-Unit komme ich immer wieder zu mir, und eine freundliche Oberärztin klärt mich über meine Situation sowie die Chancen und Risiken der anstehenden Lyse auf. Sie lächelt nett. Ich hätte zu allem Ja gesagt.

Die Medikamente werden injiziert. Ich schlafe wieder ein. Das Zeitgefühl kommt mir endgültig abhanden. Ich bin in meiner eigenen Welt gefangen. Irgendjemand redet auf mich ein. Die Neuroradiologen wollen das Blutgerinnsel mit einem Katheter entfernen, sollte es sich noch nicht aufgelöst haben. Okay, sollen sie doch! Von dem Verfahren habe ich vor Kurzem erst gelesen.

Neu, nur wenige können es. Ich werde wieder in Richtung MRT gerollt. Die jungen Kollegen hinter meinem Kopfende unterhalten sich im Gehen darüber, ob sie schon einmal einen Patienten auf dem Weg zum MRT wiederbeleben mussten. Nein, so die einhellige Antwort. Das empfinde ich nicht gerade als ermutigend. Doch es ist mir egal. Mir fällt mein Benimmkurs als Medizinstudent gegenüber Patienten im vierten Semester an der Uni in Gießen ein, »Medizin für Vorkliniker« von Professor Lasch. Da mussten wir selbst Patient spielen, uns ins Krankenbett legen und nachher das Erlebte aus anderem Blickwinkel berichten. Mist, jetzt bin ich wirklich der Patient, denke ich nur, und: Die jungen Kollegen hinter mir hätten dort noch etwas lernen können.

Ein artig mit Mundschutz vermummter Neuroradiologe erklärt mir, er würde jetzt einen Katheter über die rechte Leiste einführen. Meine Frau Antje ist gekommen. Zum Glück erinnere ich mich so weit an alles, weiß, wo ich bin, wer ich bin, welcher Tag es ist, kenne meine Biografie noch. Ein gutes Gefühl. Ich schlafe wieder ein.

»Jetzt den Kopf bitte nicht mehr drehen!« Dieser Satz reißt mich aus meinem Dämmerzustand. Der Katheter sei gut drin, liege optimal. Das Kontroll-Durchleuchten zeigt: Das Blutgerinnsel ist weg. Die schnelle Lyse hat bereits eine unerwartet gute Wirkung gezeigt. Auf eine Entfernung des Blutgerinnsels via Katheter kann verzichtet werden. Zeit ist für mich jetzt wie Kaugummi. Irgendwer kaut darauf rum, dehnt sie, drückt sie zusammen.

Mein Hirn, die Zeitbombe

Auf der Stroke-Unit werde ich wieder klarer. Die erste Gefahr ist gebannt. Doch nur die erste. Nun droht eine Blutung – als Komplikation der Auflösung des Blutgerinnsels – in das abgestorbene

Hirngewebe oder sogar ein erneuter Infarkt. In den ersten Stunden und Tagen ist das Risiko erheblich. Mein Hirn ist eine Zeitbombe. Sie tickt. Wenn jetzt vom Schlaganfall zerstörtes Gewebe rund um ein Blutgefäß im Kopf aufreißt, kann ich daran sterben. Zudem ist die betroffene Region – das Stammhirn – für alle wichtigen Lebensfunktionen verantwortlich. Einen sehr viel schlechteren Ort hätte sich mein Schlaganfall gar nicht aussuchen können. Eine Blutung dort kann mich binnen Augenblicken töten. Mein Behandlungsteam entschließt sich, mir über 14 Tage hinweg dauerhaft einen Blutverdünner als Infusion zu geben. Das bedeutet ein hohes Risiko: Wenn es zu einer Blutung kommt, sinken meine Chancen rapide. Doch kann andererseits so vielleicht ein weiterer Schlaganfall vermieden werden. Das Problem: Es gibt dazu bislang keine Daten. Also alles auf eine Karte.

Meine Frau, die gerade nicht im Raum ist, werde über Nacht bleiben, wird mir gesagt. Ist es so ernst? Was ist mit den Kindern zu Hause? Die Fragen sickern in mich hinein. Sie werde sich um alles kümmern. Gut. Danke. Ein sicheres Gefühl. Mein Handy ist weg. Ich suche es. Meine Frau habe es mitgenommen, damit ich etwas Ruhe habe. Sprechen fällt mir immer noch schwer. Eigentlich klappt es gar nicht. Ich höre, dass ich Laute unsauber artikuliere. Mist, ich lalle ja. Mir fallen viele Wörter nicht ein – oder falsche. Ich versuche, eine Erklärung für meine Situation zu finden. Einen »Schuldigen«, auf den ich zeigen kann. Wut steigt in mir auf. Ich habe den irrationalen Eindruck, das Schicksal habe sich gegen mich verschworen. Lächerlich? Vielleicht. Doch das haben schon andere Menschen vor mir in solchen Begebenheiten versucht, wie ich weiß. Es braucht eine Erklärung für das Unfassbare. Wieder ist es das Buch »In eisige Höhen«, das mir einfällt:

Es gibt viele Schattierungen in der Gefährlichkeit […] und nur dann und wann erscheint auf dem Antlitz der Tatsachen jene finstere Gewalttätigkeit – jenes unbestimmte Etwas, welches dem

Verstand und Herzen eines Mannes die Überzeugung aufdrängt, diese Verknüpfung von Zufällen oder diese elementaren Wutausbrüche seien mit einer boshaften Absicht gegen ihn gerichtet, mit einer Wucht, die nicht zu bändigen ist, mit einer ungezügelten Grausamkeit, die es darauf abgesehen hat, ihm seine Hoffnung und seine Furcht, den Schmerz seiner Erschöpfung und sein Verlangen nach Ruhe zu entreißen: darauf abgesehen, alles, was er wahrgenommen, erfahren, geliebt, genossen oder gehasst hat, zu zertrümmern, zu vernichten, auszulöschen; alles, was unschätzbar und notwendig ist, der Sonnenschein, die Erinnerung, die Zukunft – darauf abgesehen, die ganze prächtige Welt aus seinem Angesicht zu fegen, indem sie ihm kurzerhand das Leben nimmt.

Joseph Conrad, »Lord Jim«, Zitat aus »In eisige Höhen«

Mein nächster Gedanke, an den ich mich erinnere, ist: Es ist ja schon Abend?! Ich kann nur auf dem Rücken liegen und zur Decke starren. Ein Sehen ist das nicht. Ich nehme nur Scherben wahr. Ich liege völlig bewegungslos. Nur dann steht die Welt um mich herum halbwegs still. Lässt die Übelkeit für einen Augenblick nach. Der EKG-Monitor nervt mit seinen ständigen Fehlalarmen. Ich weiß, er ist notwendig. Meine Vitalzeichen – Atmung, Puls, Blutdruck, Herzaktionen, Sauerstoffgehalt im Blut – könnten jederzeit entgleisen, ich in erneute Lebensgefahr geraten, wenn ein weiterer Infarkt auftritt oder es zu einer Hirnblutung kommt. Jetzt, genau jetzt, ist das Risiko am höchsten. Kaum verschiebt sich eine Elektrode, geht das Gebimmel los, und eine der freundlichen Schwestern erscheint, um nach mir zu sehen. Sie verabreicht mir eine weitere Ampulle Vomex. Es macht benommen und müde, wie auf der Notaufnahme – eine mir jetzt hochwillkommene Nebenwirkung. Auf dieser Welle reite ich in meine Traumwelt. Endlich. Da kann ich wieder laufen. Es ist gestern – alles geht. Frei. Gut. Ich will hierbleiben. Plötzlich: ein helles Licht. Der Nachtdienst leuchtet in meine Pupillen. Gleichmäßige Reaktionen auf Helligkeit, beide Pupillen sind gleich groß, rund – alles andere wäre kein gutes Zeichen. Weiß ich alles. Dennoch nervt das ständige Gewecktwerden, gefühlt jede Stunde. Ich will doch im Traumland bleiben.

Ich muss auf die Toilette. Die ist eigentlich nur fünf Meter entfernt – in meinem Zustand eine unüberwindbare Strecke. Es könnten auch Hunderte von Kilometern sein. Alleine stehen könnte ich wohl. Oder? Hoffentlich! Aber an Aufstehen ist nicht im Entferntesten zu denken. Schon Umdrehen im Bett klappt nicht ohne ein Erdbebengefühl der Stärke 10, Übelkeit, Würgereiz und Erbrechen inklusive. Es ist ein irritierendes Gefühl, darüber nachzudenken, ob man den Kopf wirklich drehen möchte. Haben Sie jemals einen Gedanken daran verschwendet? Aus Angst vor dem, was dann passieren wird? Ich kann die Toilettentür (doppelt) sehen, aber nicht dorthin gelangen. Es bleibt also nur die Urinflasche. Toll. Sie steht im mittleren Fach des Nachttischs. Es ist mir peinlich. Schon wieder. Auch muss ich mich dazu umdrehen. Alles Mist. Urinflasche und Umdrehen. Fängt beides mit U an. Ich hasse Us. Ich breite meine Decke darüber. Erniedrigend. Aber morgen, morgen gehe ich auf die Toilette. Alleine. Ich nehme keine Bettpfanne – dieser Gedanke hält mich aufrecht. Dumm ist er dennoch.

Meine Frau hat Angst, ich sehe es, sie tut mir leid, sie sieht erschöpft aus. Sie spricht mich an, untersucht mich nebenbei, ob ich neue Ausfallerscheinungen zeige, der Nachtdienst ist mit der Taschenlampe unterwegs, es gibt Neuzugänge, eine unruhige Nacht auf der Stroke-Unit für mich, gemeinsam mit vier weiteren Patienten, deren (Fehl-)Alarmen und bangenden Familien. Gegen vier Uhr werde ich wieder wach. So wie immer um diese Uhrzeit. Wie lange muss ich wohl hier ausharren?

Ich kenne die Mannheimer Stroke-Unit. 1993 habe ich hier für das ZDF einen Fernsehbeitrag für das »Gesundheitsmagazin Praxis« gedreht. Ironischerweise hieß er »Schlag dem Schlaganfall«. Es war unter anderem die publikumswirksame Geburtsstunde der »Stiftung Deutsche Schlaganfallhilfe«, bis heute gibt es den Beitrag auf VHS-Video zu kaufen. Damals forderte der bekannte Neurologe Professor Michael G. Hennerici als junger Klinikdirektor mehr Versorgungsbetten auf solchen Stroke-Units, um Menschenleben zu retten. In der wissenschaftlichen Nachbetrachtung am Ende dieses Buches können Sie von ihm mehr lesen. Auch die Mannheimer haben von den damals aufkommenden Forderungen profitiert. 23 Jahre später hat mir diese Strategie womöglich das Leben gerettet. Ironie des Schicksals? Jetzt öffne ich die Augen und sehe ihn visitieren. Mich. Ich versuche aufzustehen und schaffe es nur mit Festhalten am Bett und Tisch. Es ist kein Gehen. Es ist ein Mich-am-Umfallen-Hindern. »So können wir Sie ja nirgendwo hinschicken«, sagt er zu mir. Leider hat er recht. Und das Schwanken ist in diesem Moment nur das Offensichtlichste.

Mir wird schmerzhaft bewusst, wie schnell es mit meinem bisherigen Leben vorbei war. Meiner mittleren Tochter habe ich häufiger von einem Song erzählt, der genau das beschreibt:

If I were you,
holding the world right in my hands,
the first thing I'd do
is thank the stars above
tell the world I love that I do.
If I were you.
So what's it going to take
for you to realize
it all could go away in one blink of an eye
it happens all the time …

Wenn ich an deiner Stelle wäre,
die ganze Welt, das ganze Leben noch vor mir hätte,
dann wäre das Erste, was ich tun würde,
den Sternen über mir genau dafür zu danken.
Ich würde der Welt zurufen: Ich liebe es, hier zu sein.
Wenn ich du wäre. […]
Was brauchst du noch, um es dir bewusst zu machen:
Das hier kann alles im Bruchteil einer Sekunde vorbei sein. Mit einem Wimpernschlag.
Genau das passiert ständig …

Auszug aus »If I Were You«, von Hoobastank, veröffentlicht 2012

In diesen Stunden erlebe ich, dass es wirklich stimmt: Mit einem Wimpernschlag kann das alles vorbei sein. Doch das zu wissen und es selbst zu erleben sind sehr verschiedene Dinge. Das Leben ist eine wunderbare Sache. Wie oft habe ich das in den letzten Jahren und Jahrzehnten gesagt? Jetzt kommt es mir vor wie blanker Hohn.

Ich erinnere mich an eine philosophische Diskussion namens »Qualia«. Ich befasse mich gerne mit solchen Themen. Dabei erörtern Philosophen die Frage, ob jeder von uns Sinneseindrücke, beispielsweise Farben, anders wahrnimmt. Es gibt – grob gesprochen – zwei Strömungen: Die einen behaupten, jeder von uns nimmt Sinneseindrücke »einzigartig« wahr, die anderen sagen, dies sei bei allen gleich. Es gibt ein berühmtes Gedankenexperiment dazu, das sogenannte Mary-Gedankenexperiment. Eine Wissenschaftlerin verbringt ihr ganzes Leben in einem schwarz-weißen Labor, weiß aus ihrer Forschung aber alles über die Farbe Blau. Eines Tages tritt sie aus diesem Schwarz-Weiß-Gefängnis hinaus ins Freie und sieht einen blau strahlenden Himmel. Zum ersten Mal. Weiß sie dadurch nun mehr über die Farbe Blau? Sprich: Muss man etwas wirklich erleben, um es zu begreifen, oder reicht theoretisches Wissen dafür aus?

Für mich kann ich sagen: Obwohl ich als Arzt viel über Schlaganfälle und ihre Auslöser, Ursachen, Beschwerden, Diagnostik und Therapie wusste – was ich hier gerade erlebe, ist etwas völlig Neues. Ich weiß jetzt, wie es sich anfühlt – und es ist mehr, als ich vorher auch nur erahnen konnte. Es ist anders. Es ist schlimmer.

Der Tag danach

Der erste Tag »danach« bricht an, es ist der 7. Mai. Meine Frau ist wieder da. Sie schläft im Patientenhaus der Uniklinik. Ich bin froh, dass sie nach mir sieht. Ich setze mich im Bett auf (glauben Sie mir, niemals war »aufsetzen« ein so großes Wort), will sitzend frühstücken. Ein Willens- und Kraftakt. Es dreht sich alles. Mir ist schlecht. Ich versuche zu trinken. Mir läuft Wasser aus dem Mund. Es tropft auf die Decke. Ich sabbere. Erschütternd. Die nette Oberärztin kommt herein. »Na, Sie sitzen ja – dann geht es Ihnen ja richtig gut?!« Es wirkt sehr freundlich. Aufmunternd. Zugewandt. Ehrlich erleichtert. Vielleicht denkt sie: Der Kollege im Bett mit dem unattraktiven Klinik-Flügelhemdchen könnte es tatsächlich schaffen. Entgegen der akuten Prognose. Ich erwidere lallend: »Gut? Na ja, vorgestern bin ich um diese Uhrzeit acht Kilometer gejoggt.« Sie lächelt milde weiter: »Die Aussichten sind gut, Sie bleiben ein paar Tage hier auf der Stroke-Unit – und wenn es bis Sonntag keine Komplikationen gibt und Sie das überleben, kann alles wieder werden.«

Bitte? Überleben? Was meint sie mit Komplikationen? Eine Blutung? Noch einen Schlaganfall?

Ich merke ihr die Unsicherheit an. Wie kommuniziert man mit einem Arzt, der akut lebensbedrohlich erkrankt ist? Etwas unsicher fügt sie hinzu, ich hätte aktuell noch eine ausgeprägte Hirnschwellung, die wolle sie den Neurochirurgen gerne zeigen, eventuell müsse entlastend operiert werden. Auch gut. Ich hänge in meinen Gedanken immer noch ihrem anderen Ausspruch nach. Normalerweise hätte ich nach Prozentzahlen und Ähnlichem gefragt – doch nicht jetzt. Mir ist alles egal. Ich bin müde. Nein, erschöpft. Von was? Dem Hirnödem? Dem Sitzen? Dem Sabbern? Dem Lallen? Auch egal. Alles egal.

Wie geht es jetzt weiter? Meine Blase nimmt mir die Entscheidung ab: auf zur Toilette. Und wenn ich schon mal im Bad bin: auch duschen, sonst muss ich noch mal hin. Alleine ist der Weg für mich nicht zu bewältigen. Eine freundliche Schwester kommt zu Hilfe und fragt, ob ich mich selbstständig in einen Rollstuhl setzen könne. »Klar«, sage ich siegesgewiss. Ich beginne, mich zu bewegen. Habe ich je etwas Anstrengenderes getan? Ich brauche Minuten, bis ich in dem Ding sitze. Minuten! Wir fahren aus dem Zimmer über den Flur. Mir ist schlecht. Schwindelig. Alles dreht sich. Ein Geschwindigkeitsrausch im Rolli. Sie sieht es mir an und fragt, ob alles in Ordnung sei. »Alles okay!«, lüge ich. Das Bad besteht aus Dusche mit Stuhl, Toilette mit Haltegriffen und Waschbecken, dazwischen jeweils maximal ein Meter freier Raum. Unendliche Weiten für mich. Gereinigte, dort abgestellte Rollstühle harren neuer Insassen. Es ist ein Ort der Tristesse.

Ich bekräftige nachdrücklich, dass ich hier drin schon alleine klarkomme. Lüge Nummer zwei. Autarkie-Notlügen werden bestimmt nicht bestraft. Oder? Doch, werden sie! Beim Aufstehen (oder besser gesagt: bei dem dilettantischen Versuch) muss ich erkennen: Ich kann nicht mal mehr alleine stehen. Zwei Füße auf dem Boden kommen nicht mehr gegen diese blöde Schwerkraft an. Mein linkes Bein knickt weg. Es fehlt völlig die Kontrolle. Ich dachte bis vor fünf Sekunden, nur Gehen wäre ein Problem. Ein Irrtum mit schmerzhaften Folgen.

Ich stehe dennoch auf, zumindest fast. Ich falle, knalle auf den rechten Arm. Macht nix, denke ich, rechts fühle ich derzeit eh weniger Schmerzen. Ich taste mich ab. Alles beweglich. Wohl nix gebrochen. »Kann ich Ihnen helfen? Alles in Ordnung?«, höre ich es dumpf durch die geschlossene Tür rufen. »Klar, alles fein«, lüge ich zum dritten Mal. Ich lege mir eine erste Regel zurecht: Ab jetzt musst du immer drei Fixpunkte haben – zwei Füße auf dem Boden, eine Hand mit sicherem Halt. Zwei Füße allein reichen nicht mehr aus.

Nun »falle« ich kontrolliert an der Badwand entlang in Richtung Dusche. Eine neue Erfahrung. Wie nennt man diese Fortbewegungsart? Wird das jemals wieder anders werden? Duschen geht nur noch im Sitzen. Auch neu. Kaum stehe ich auf, dreht sich alles. Ich verliere total die Orientierung. Jeder noch so kleine Handgriff wird zum Kraftakt.

Ich bin sauer. Ich bin erschöpft. Ich bin am Boden zerstört. Ich kenne mich so nicht, will mich so nicht kennen. Warum ist alles so anders, so viel schwerer als in den letzten 46 Jahren? Sehen, Greifen, Fühlen, Behalten. Meine bisherigen Routinen versagen. Alle. Das Duschgel läuft aus. Ich halte es mit der linken Hand schlicht falsch herum. Viel zu fest. Ich bemerke es erst beim Hinsehen. Obwohl »sehen« kann man das kaum nennen, denn ich erkenne fast nichts. Der Automatismus ist weg, jetzt kann ich die Flasche gar nicht mehr halten. Sie gleitet mir aus der Hand und fällt auf den Boden. Klar. Scheiß Schwerkraft. Lächerlich. Meine komplette linke Seite zittert, macht, was sie will – oder nichts. Komische Bewegungen kommen hinzu. Ich habe sie nicht gewollt. Ich komme mir vor wie ein zur Untätigkeit verdammter Zaungast im eigenen Körper.

Bücken bedeutet, unsagbaren Schwindel zu bekommen! Dazu Übelkeit. Liegen lassen? Nein! Dann hätten Duschgel und Schwerkraft gewonnen. Diese blöden Säcke. Beide sind doch nur hier, um mich zu ärgern. In der Rückschau: Welch ein skurriler innerer Dialog!

Ich beschimpfe beide mit wüsten Worten, die zum Glück vom laufenden Duschwasser davongespült werden. Lasse meinen Frust raus, bücke mich – und gewinne! Die Flasche ist wieder fest in meiner Hand. Kindisch? Ja klar. Und doch tut es mir gut. Mein zweiter Sieg des Tages. Der erste? Ich lebe noch!

Genesungstrotz

Mir gelingt es, einen Großteil von Frust, Ärger und Wut in Trotz zu verwandeln. Trotz gegen das Schicksal. Trotz gegen alle Prognosen. Ich nenne es meinen Genesungstrotz.

Ich bin mir bewusst, dass diese Situation meine ganz persönliche Apokalypse zu sein scheint. Vielleicht das Ende meines Lebens. Doch ich habe ein musikalisches Vorbild, das mir in Erinnerung ruft, dass ich es dennoch schaffen kann. Gerade erst habe ich mit meinem Sohn darüber gesprochen, wie erfolgreich die Band »Imagine Dragons« wohl noch werden wird. Jetzt werden sie für mich ganz persönlich erfolgreich. Ich summe den Refrain. Selbst in größter Zerstörung, in größter Bedrohung gibt es Hoffnung, steht die Sonne noch am Himmel:

This is it, the apocalypse
I'm waking up, I feel it in my bones
Enough to make my system blow
Welcome to the new age, to the new age
All systems go, the sun hasn't died
Deep in my bones, straight from inside

***

Das ist der Jüngste Tag, die Apokalypse, es ist das Ende.
Ich wache auf und spüre es in jeder Faser meines Körpers.
Es reicht aus, um mich zu zerstören.
Eine neue Zeitrechnung begrüßt mich, eine neue Zeitrechnung ist angebrochen.
Aber ich lebe noch, alles funktioniert so weit. Auch die Sonne scheint noch.
Tief in meinem Körper spüre ich es. Ganz tief drinnen.

Auszug aus »Radioactive« von den Imagine Dragons, veröffentlicht 2013

Ich muss erkennen: Mein alter Körper, 46 Jahre lang engster Begleiter, ist tot. Es gilt nichts mehr von dem, was bis gestern galt. Ich verstehe, dass ich von nun an jeden Morgen mit einem Körper aufwachen werde, der mal mehr, mal weniger kann. Ich weiß nur dummerweise vorher nie, was gerade funktioniert und was nicht. Viele meiner Automatismen sind Makulatur geworden. Doch welche? Das liest sich viel leichter, als es dieser Tage war. Ich musste jeden Tag bei unzähligen Dingen den Mut aufbringen, es einfach zu probieren.

Als ich 1993 für das ZDF Beiträge zum Thema Schlaganfall erstellte, suchte die neu gegründete Stiftung Deutsche Schlaganfallhilfe nach einem passenden Slogan. Einer lautete: »Dein Körper stirbt – und du bist noch drin«. Heute weiß ich, dass die beauftragte Werbeagentur mit dieser drastischen Beschreibung sehr richtiglag.

Hinzu kommt, dass mein Hirn wie ein Sieb ist. Sogar selbstverständliche Kleinigkeiten vergesse ich ständig. Wo steht die Seife? Wo habe ich die Zahnpasta hingetan? Was habe ich gesagt?

Zum Glück merke ich das selbst. Gleichzeitig wird mir klar: Vieles merke ich sicher auch nicht! Das beunruhigt mich. Was geht mir unbemerkt durch die Lappen? Auch dafür bastle ich mir nun Regeln – beispielsweise: Toilettenzeugs gehört immer in die vordere Tasche des Rucksacks. Weniger reden. Klingt eh wie betrunken.

In mir wächst die Überzeugung, ja, der zu diesem Zeitpunkt völlig trotzig-naive, unbändige Wille, dass ich es schaffen werde. Ich werde offen und transparent mit diesem Scheiß umgehen und es hinbekommen!

Ich werde zurück auf die Stroke-Unit gerollt. Psychisch unbemerkt verändert. Noch nicht unbedingt zuversichtlich. Aber maximal, ja radikal entschlossen. Zur Genesung. Ich weiß, die Genesungschancen stehen haushoch gegen mich. Doch heißt das automatisch, dass ich mich in mein vermeintliches Schicksal ergeben sollte? Ich kann, ich möchte, ich werde auf das Unwahrscheinliche hoffen! Ein Liedtext von Phil Collins, in dem er über den Verlust einer Liebe singt, deutet sich für mich um. Es ist bei mir nicht der Verlust eines Menschen, es ist der Verlust des gewohnten Lebens, das sich auflöst. »Against all odds« – gegen alle Wahrscheinlichkeiten:

How can you just walk away from me
When all I can do is watch you leave?
'Cause we've shared the laughter and the pain
And even shared the tears
You're the only one who really knew me at all
So take a look at me now
Well there's just an empty space
[…]
And you coming back to me is against the odds
And that's what I've got to face

***

Wie kannst du mich einfach so verlassen?
Ich bin zum bloßen Zuschauen verdammt.
Wir haben doch alles geteilt: Lachen, Schmerzen, selbst Tränen.
Du bist die Einzige, die mich wirklich kennt.
Schau mich jetzt an.
Da ist nur noch eine einzige, große Leere.
[…]
Dass du zu mir zurückkommst, ist gegen alle Wahrscheinlichkeiten.
Und das muss ich nun akzeptieren.

Auszug aus »Against all odds« von Phil Collins, veröffentlicht 1984

Genau hier mit dieser Melodie im Kopf und dem Blick auf die »Unwahrscheinlichkeit« meiner Genesung sage ich für mich trotzig NEIN. Ich werde es nicht akzeptieren. Jahre später wird ein Patient mit schwieriger Prognose, der inzwischen gestorben ist, zu mir – seinem Arzt – sagen: »Das Spiel ist erst vorbei, wenn der Schiedsrichter es abpfeift.« Er hat so recht. Er hat mich tief beeindruckt. Mein Spiel gegen den Schlaganfall hat gerade erst begonnen. Doch wie lange dauert so etwas? Wie lange muss meine Kraft reichen? Niemand kann mir das sagen.

Ich hieve mich zurück ins Bett. Genug Sport für heute.

Eine nette Dame bittet mich, mein Mittagessen für die ganze Woche vorauszuwählen. Welch Herkules-Aufgabe. Vorspeise, Hauptgang, Beilagen, Nachtisch – je drei Optionen. Lesen kann ich aufgrund von Doppelbildern nichts. Sie liest mir vor. Wie soll ich mir das behalten? »Ich esse alles, wählen Sie doch bitte aus!«, stammle ich. Gerettet. Überspielt. Fassade erhalten. Wenn das so bleibt, war's das mit meiner beruflichen Zukunft. Mir ist schlecht.

Aber: Failure is not an option. Ich muss da durch! Mein Vorteil ist, dass ich – Arzt oder nicht – in diesem Moment nicht genau weiß, wie es um mich steht. Mein Handy ist bei meiner Frau. Ich kann nicht googeln. Man könnte fast sagen: Ich habe das Glück des unwissenden Schlaganfall-Anfängers. Ich habe keine Angst vor dem, was vor mir liegt – weil ich noch nicht mal erahnen kann, was kommen wird. Wieder so eine Parallele zum Bergsteigen. Doch ich verstehe diese Koinzidenz erst im Nachhinein. Beim erneuten Hören des Buches »In eisige Höhen«. Ich erkenne: Hätte ich zu viel gewusst, hätte ich wahrscheinlich resigniert.

»Der große Vorteil, welcher die Unerfahrenheit dem künftigen Bergsteiger verschafft, ist, dass er nicht in Traditionen und alten Vorgehensweisen steckenbleibt. Alles erscheint ihm unkompliziert, und sieht er sich einem Problem gegenüber, so wählt er die einfachste Lösung […] Oft verbaut er sich dadurch natürlich den so sehr herbeigesehnten Erfolg, und manchmal nimmt es ein

tragisches Ende, aber er selbst weiß von alldem nichts, wenn er in sein Abenteuer zieht.«

Walt Unsworth, »Everest«, Zitat aus »In eisige Höhen«

Der Aufstieg beginnt

Ich fange an, mein verbliebenes Leben zu sortieren. Was möchte ich als Erstes angehen? Ich entscheide mich fürs Stehen und Laufen. Doppelbilder, Sabbern, linksseitige Schwäche, Koordinationseinbußen, Gefühlsstörungen, Gedächtnisprobleme, Hörstörungen rechts, verwaschene Sprache – alles erst mal zweitrangig. Ich muss Selbstständigkeit zurückgewinnen. Auf kleinstem Raum. Irgendwie. Ich lasse mir im Bad nicht helfen. Ich werde nie nach dem Pflegepersonal klingeln. Der Wunsch nach Autarkie gebiert ein seltsames, ja unsinnig trotziges Verhalten.

Meine folgenden 14 Tage nenne ich daher »stand up and start walking«. Das bin ich gewohnt: Ziele benennen, sich dafür anstrengen, sie erreichen, sich daran messen lassen. Ich bin dankbar, dass ich mich zumindest in diesem kleinen Rahmen noch selbst strukturieren kann.

Ich werde bestens betreut. Von Schwestern, Pflegern, Ärzten. Einem Physiotherapeuten. Ist meine Genesung unerreichbar? Mag sein. Niemand weiß das. Ich schaffe es irgendwie, das konsequent auszublenden. Das ist keine heroisch bewusste Entscheidung. Ich bin naiv davon überzeugt, dass es wieder werden wird. Objektiv gesehen, geht es mir echt schlecht. Mein linkes Kleinhirn und wichtige angrenzende Strukturen wurden in ein »schwarzes Loch« verwandelt. Diesen Begriff wird später eine Journalistin dafür verwenden. Ein Hörsturz auf der rechten Seite schränkt mich zusätzlich ein. Ich bin gereizt. Wohl auch depressiv.

Wenn mein Allgemeinzustand vorgestern in Schulnoten eine Zwei plus war, ist er heute eine Fünf minus. Dennoch will ich das vermeintlich Unerreichbare. Zum Glück bin ich kein Spezialist für Schlaganfälle.

Ein Neurochirurg mit Assistentin stellt sich bei mir vor und möchte über einen möglichen entlastenden Eingriff sprechen, der aufgrund der Hirnschwellung (»Ödem«), ausgelöst durch den großen Infarkt, nötig ist. Beide stehen, klar. Ich liege. Wie war das mit dem Benimmkurs für Ärzte? Ich reiche ihm die Hand zur Begrüßung. Er lehnt sie ab. »Wegen der Hygiene.« Besser kann man Distanz nicht aufbauen. Gelungen.

Stehend, im weißen Kittel, hätte ich die Hand bekommen. Coole Erkenntnis. Was ist ein Arzt als Patient wert? Schlimmer noch: Was ist für viele meiner Kollegen ein Patient wert? Es geht hier nicht nur um vorgeschobene Hygiene. Es geht um die Wahrnehmung des Gegenübers als Mensch. Er könnte sich ja die Hände desinfizieren. *Du operierst mich jedenfalls nicht. Was du fachlich kannst, ist mir egal. Du bist kein zugewandter Arzt*, wallt es durch mein halbes Resthirn. Wahrscheinlich tue ich dem Kollegen unrecht, aber mir zeigt diese Begebenheit, was vermeintliche Kleinigkeiten für mich als Patient plötzlich an Bedeutung in sich tragen können.

Meine Frau und die Kinder kommen mich besuchen. Mein Anblick muss für sie schockierend sein. Sie sagen aber nichts. Da liegt der starke Papa. Ich will natürlich einen guten Eindruck machen. Wir gehen raus – eine schöne Formulierung, nur völlig falsch. Alle gehen, ich werde im Rollstuhl geschoben. Schon da reinzukommen ist wieder eine Qual. Geschweige denn, halbwegs stabil darin sitzen zu bleiben. Das Wetter ist toll. Doch ich bin so platt, dass schon nach wenigen Minuten nichts mehr geht. Ich gebe das aber nicht zu. Ich weiß, man nennt das ein narzisstisches Verarbeitungsmuster. Ich spiele meine Beschwerden herunter, möchte für meine Fortschritte gelobt werden. Eine interessante Selbsterkenntnis. Ich glaube, dass dieses Verarbeitungsmuster dazu beigetragen hat, an meiner Situation nicht zu verzweifeln. Ich habe mich selbst und andere Menschen über die Schwere meiner Beschwerden belogen. Bis es wieder ging. Heute weiß ich aber auch: Das hat mich viel zusätzliche Kraft gekostet. Ich habe mir nicht helfen lassen.

Wir gehen zum Klinikteich. Ein schönes Gelände. Dort tummeln sich echte Schildkröten im Wasser. Zudem gibt es bronzene Nachbildungen von den gepanzerten Tierchen. Ich sehe so wenig, dass ich eine sitzende Schildkröte nicht von einer Bronzeskulptur unterscheiden kann. Mir fallen die Augen zu. Ich bekomme einen Schweißausbruch. Mein Herz rast. Alles gut!

Alles doppelt

Nach einigen Tagen ist die erste Etappe geschafft. Ich lebe noch. Keine weiteren Komplikationen. Glück im Unglück. Auch die Hirnschwellung ist ein wenig zurückgegangen. Ich muss den unfreundlichen Neurochirurgen also erst mal nicht wiedersehen. Man hat mich in ein Einzelzimmer gelegt. Ich habe mir eingeredet, wenn ich von der Stroke-Unit runterkomme, wird alles besser. Nun erkenne ich: Das war ein frommer Wunsch. Ich kann nach wie vor nicht richtig sehen. Diese Formulierung ist eine Untertreibung. Seit dem Schlaganfall sehe ich nur Doppelbilder. Ich erkenne Menschen lediglich, wenn ich mir ein Auge zuhalte. Eine Augenklappe soll Abhilfe schaffen. Wenn nur ein Auge etwas sieht, gibt es auch keine Doppelbilder. Ich weigere mich jedoch, sie anzuziehen. In mir reift der Gedanke, dass ich mein Hirn zwingen muss, die Doppelbilder zu synchronisieren. Dies geht nur über permanente Reize. Beweise habe ich dafür nicht. Erst nach etwas mehr als einer Woche werde ich zum ersten Mal den Baum vor meinem Fenster als nur einen Baum sehen. Wird es nun besser? Ich gehe fest davon aus. Danach werde ich die Augenklappe erst recht nicht mehr anfassen. Genesungstrotz.

Von meinem Bett zur Wand und von dort zum Bad sind es etwa vier Meter. Ich kann diese Distanz jedoch nicht frei gehen. Zum ersten Mal seit 45 Jahren. Ich würde sofort umfallen. Also halte ich mich am Bett fest, stoße mich ab, kippe nach vorne über, bis ich aufrecht stehe, kippe weiter und erreiche mit der rechten Hand die Wand. Links bin ich zu ungenau. Halsbrecherisch. Verrückt – doch selbstbestimmt verrückt. Ich entscheide. Nicht das Schicksal. So kann ich mich zumindest bewegen. Alleine. Nun geht es entlang der Wand. Ich ziehe das linke Bein nach. Es gehorcht mir nur zum Teil, eigentlich gar nicht. Das winzige Bad ist ja nur vier Meter Laufdistanz von meinem Bett entfernt. Ich bin schweißgebadet, als ich es erreiche. Ich habe mir geschworen, mir nicht helfen zu lassen. Die freundlichen Pfleger und Schwestern würden dies sofort tun. Objektiv gesehen: sinnlose Kleinkämpfe gegen das Schicksal. Doch mein Beweis: Ich schaffe das! Ich glaube, das verstand damals fast niemand. Den Chinesen wird die Weisheit zugeschrieben: Wenn ein Plan nicht funktioniert, mache einen anderen. Das werde ich von nun an sehr häufig tun müssen.

Meine Frau kommt, wie jeden Tag. Auch meine Kinder besuchen mich. Selbst das kleinste Gespräch ist für mich unendlich anstrengend. Mindestens 16 Stunden pro Tag schlafe ich. Sonst reichen vier bis sechs. Ich kann mir vorstellen, wie schwer ihnen das alles fallen muss. Doch was soll, was kann ich jetzt tun? Ich kann mich ja oft nicht mal an den Anfang eines Satzes erinnern. Mir kommt meine gelassene Lebenseinstellung zu Hilfe, die mein Sohn mit mir teilt: »Wird schon!«

Der »manchmal eine Baum« vor meinem Fenster wird einer meiner Strohhalme. Es wird wieder besser. Bestimmt. Wider alle Vernunft. Wie ein Wunder. Ich werde übermütig. Inzwischen habe ich auch mein Handy wieder. Mit einem zugehaltenen Auge lese ich in einer Mail meines Stellvertreters, dass auf der Gesellschafterversammlung meine und unsere Arbeit im vergangenen Jahr sehr gelobt und mit einer Gehaltserhöhung honoriert worden ist. Ich arbeite zu diesem Zeitpunkt nicht als Arzt, sondern leite eine von mir gegründete Firma für Medizin-Software, die mehreren Gesellschaftern gehört. Alle Anwesenden wünschen mir gute Besserung und freuen sich auf meine Rückkehr. Ich solle mir bitte alle Zeit der Welt dafür nehmen. Später werde ich erfahren: Es sind nur Worte. Als ich hinschmeiße, bekomme ich das zugesagte Geld nicht. Auch von den guten Wünschen bleibt nichts.

Meine Eltern kommen zu Besuch. Auf der Stroke-Unit wäre es sicher zu belastend für sie gewesen, mich so zu sehen. Ich habe mich mit Mühe in eine Bermuda-Jeans und mein Lieblings-T-Shirt aus dem letzten Urlaub gekämpft. Mein Aussehen täuscht über meine Situation hinweg. Wenn ich sitze, nichts sage und mich nicht bewege, sehe ich wohl fast gesund aus. Ein Leben wie auf einem Foto. Ändere ich an diesem passiven Zustand auch nur ein wenig, werden die Probleme offensichtlich. Es ist dennoch schön, dass meine Eltern gekommen sind. Sie sind sehr gläubig, meine Mutter ist in größtem Gottvertrauen davon überzeugt, dass »es wieder wird«. Ich teile ihre Zuversicht.

Meine Frau bringt mir meinen Laptop mit, weil ich sie darum bitte. Ich habe immer gehasst, auf dem Handy zu tippen, weil es mit einem Finger zu langsam geht. Jetzt bin ich dort um Längen schneller als auf dem Laptop, weil ich mit links nicht mehr tippen kann. Ich treffe die Buchstaben schlicht nicht. Zudem bewegt sich meine linke Hand oft unkontrolliert. Ich tippe also nicht nur den falschen Buchstaben ein – ich tippe den Fehler auch gleich dreimal. Ich bin sehr frustriert. Eigentlich schreibe ich mit zehn Fingern. Geschichte. Dennoch will ich nicht aufgeben. Ich will nicht in die berufliche Bedeutungslosigkeit abstürzen. Suche nach einem Halt!

Vor Jahrzehnten hat Kultsänger Herbert Grönemeyer einmal in meiner Heimatstadt Weilburg an der Lahn ein Konzert gegeben. Mein Jugendzimmer war nur wenige Hundert Meter entfernt. Ich konnte die ganze Nacht nicht schlafen.

Meine trotzige »Dennoch-Haltung« gleicht eindeutig dem, was der Bochumer in seinem Song »Chaos« Jahre später beschreibt. Ich lerne daraus für mich: Auch wenn ich nun oft ohne Verlässliches, ohne Halt auskommen muss: Es bleibt mir nur, es zu versuchen.

Wir schlagen wie wild mit den Flügeln,
dass uns der Absturz verschont.
Können ohne Halt nicht leben,
sind Regeln gewohnt.
Können uns drehen, können uns winden,
es herrscht das Chaos
Und Ruhe gibt's nach dem Tod.
Ruhe gibt's genug nach dem Tod.

Auszug aus »Chaos« von Herbert Grönemeyer, veröffentlicht 1993

Das schwarze Loch in mir

Bis letzte Woche war ich geschäftsführender Gesellschafter eines Start-up-Unternehmens, das ich vor vier Jahren gegründet habe. Knapp 30 Menschen arbeiten für das Unternehmen mit Sitz in Mainz. Schon jetzt reden die Großen der Branche mit uns. Idee und Umsetzung scheinen anzukommen. Ich habe meinen Teil dazu beigetragen. Man sagt mir nach, ich sei visionär, kreativ, könne gut präsentieren, Medizin und Medien zusammendenken und Menschen erreichen.

Jetzt hat mein Stellvertreter übernehmen müssen. Noch einen Tag vor meinem Schlaganfall habe ich mit meinen Mitarbeitern in einer Klausurtagung unter anderem darüber diskutiert, wie ein Algorithmus aussehen könnte, mit dem man eigentlich unerwartbare Schlaganfälle vorhersagen kann. Gute Ansätze gibt es viele. »Deep Data« wird die Zukunft auch der Medizin verändern. Doch für mich kommt das nun leider zu spät. Mir wird noch viele Jahre ein Schauer über den Rücken laufen, wenn ich meine Präsentation des Tages sehe, an dem mich der Schlag traf. Nein, ich habe nichts geahnt.

Bei dem Termin, während dessen ich zusammengebrochen bin, ging es darum, mit einem renommierten Hersteller für Labordiagnostik unsere bereits beschlossene Zusammenarbeit zu besprechen. Unser System kann bei hormonellen Fragestellungen aus medizinischen Laborwerten selbst komplizierte gynäkologische Verdachtsdiagnosen ableiten, diese über gezielte Vorschläge an meine Kollegen weiter absichern und Therapien heraussuchen. Darauf bin ich stolz. Ich bin nicht der Typ, der programmiert. Ich bin der Mensch, der die Konzepte ersinnt, Medizin kreativ denkt, daraus Systematiken ableitet und dann Teams zusammenstellt und leitet, die so etwas können. Mit dieser Technologie wird es möglich, mehr Menschen besser zu helfen. Auch wenn gerade kein Experte verfügbar ist. Auf dem Land. In der Dritten Welt. Der geniale Gynäkologe Professor Freimut Leidenberger aus Hamburg hat das System vom ersten Tag seiner Entwicklung an trainiert, hat der Software in unzähligen Stunden sein Wissen eingehaucht. Er ist weit über 70 und dennoch innovativer als viele 30-Jährige.

Meine Kollegen mailen mir, dass – trotz des unerwartet verlaufenen Termins – die Zusammenarbeit gut vorangeht. Das gilt es nun, in einer Pressemeldung zu verkünden. Als Medienprofi ist das eigentlich mein Job. Ich bilde mir ein, ich müsse diese nun hier in der Klinik verfassen. Heute weiß ich, dass es lächerlich war. Eine Woche zuvor dem Tod von der Schippe gesprungen, ein Loch im Hirn, lallend, links fast gelähmt, sabbernd und mit Doppelbildern auf der neurologischen Station liegend.

Zu diesem Zeitpunkt kann ich noch nicht wissen, was mein Zustand beruflich bedeutet, sehe meinen anstehenden »beruflichen Infarkt« noch nicht kommen. Dass ich raus bin, weil einige meiner »Partner« mich nicht mehr haben wollen, werde ich erst knapp drei Monate später realisieren. Unter Tränen gegenüber meinem befreundeten Kollegen Oliver im Büro eingestehen. Es wird bitter werden. Gut, dass ich zu diesem Zeitpunkt noch nicht alles weiß. Da ist sie wieder: die Gnade der Unwissenheit.

Da ich kaum tippen kann, lade ich mir eine Spracherkennung fürs Handy herunter. So klar bin ich in lichten Momenten noch. Immerhin. Beim Einsprechen merke ich jedoch, dass Teile meiner Worte nicht richtig oder (noch häufiger) gar nicht erkannt werden. Ich fertige ein Sprachmemo an. Beim Abhören erschrecke ich: Ich lalle stark. Das wusste ich eigentlich schon. Aber dass es so schlimm ist? Ich bin schockiert. Und das passiert mir, einem Menschen, der Rundfunk- und Fernsehmoderator war? Der unter anderem für das ZDF als Sprecher gearbeitet hat? Ich nehme mich zusammen, formuliere bewusst klar. Spreche quälend langsam. So klappt es besser. Ein wenig. Ich kopiere die Texte in Word und baue einen Pressetext zusammen. Es dauert ewig. Ich maile ihn an die Kollegen – und ernte bemerkenswert wenig Kritik. Normalerweise sind die da nicht zimperlich. Klar: Man will mich schonen. Ich ahne es damals zwar, verdränge es aber. Heute weiß ich: Der Text war zwar passabel, aber eben nicht sehr gut. Er entspricht nicht dem, was ich noch Tage zuvor von jedem anderen erwartet hätte.

Erst später wird mir klar: Ich bin in vielen Dingen nicht mehr sehr gut. Das »schwarze Loch« in meinem Hirn absorbiert viele meiner Ressourcen. Auch meine eigentlich sehr realistische Selbsteinschätzung.

»Sabbernder Volltrottel?«

Eine SMS an meine Jogging-Partnerin Angela, die gerade Ferien macht, zeigt ebenfalls, wie weit ich in diesem Moment von einer gesunden Selbsteinschätzung entfernt bin: Sie wird sie mir – fast drei Jahre später – weiterleiten. Die Zeilen lesen sich, als hätte ich mir den kleinen Zeh verstaucht: »Lass dir Zeit mit dem Urlaub. Kann ca. acht!! Wochen nicht joggen. Schlaganfall. Echt jetzt. Liege in der Uni Mannheim auf der Stroke-Unit. Mittwoch passiert. War knapp. Doch: Das Leben ist eine wunderbare Sache … eben! LG Dierk.«

Über drei Monate später werde ich zufällig – immer noch mit nur einem Auge lesend – auf ein Interview im Nachrichtenmagazin *Der SPIEGEL* stoßen. Es ist überschrieben mit »Botschafter der Schwäche«. Pozzo di Borgo wird dort interviewt. Viele kennen sein Schicksal aus dem Kinofilm »Ziemlich beste Freunde«. Ich habe den Film 2012 im Kino gesehen. Zweimal. Mit meinen Kindern. Pozzo di Borgo ist nach einem Gleitschirm-Unfall vom Hals an abwärts gelähmt. Kaum ist er nach dem schweren Unglück wieder ansprechbar, lässt er sich Arbeitsunterlagen in die Klinik bringen. Erst später wird ihm klar, dass er längst raus ist. Borgo sagt in dem Gespräch: »Ich ließ mir Akten aus dem Büro ins Krankenhaus bringen und arbeitete. Zumindest meinte ich das. In Wahrheit war ich längst abgemeldet. Ich habe meine Situation anfangs wirklich nicht überblickt.«

Erst einige Monate später werde ich erkennen, dass diese drei Sätze exakt das beschreiben, was mir im Mai in der Mannheimer Universitätsklinik auch widerfahren ist: Ich überblicke meine Situation nicht. Zwar muss mir das mit dem Lallen, den Sehstörungen, dem Schwindel oder den Bewegungsproblemen niemand sagen. Das bemerke ich selbst. Vieles andere – vor allem Berufliches – jedoch nicht. Doch ich muss irgendetwas tun.

Ich beschließe, pragmatisch mit einer Tradition weiterzumachen, die bis vor dem 6. Mai galt: Ich habe meinen älteren beiden

Kindern alle Bände von Harry Potter vorgelesen. Viele Abende lang. Im Moment hört meine jüngste Tochter Mirja zu. Doch im Krankenhaus? Ich lasse mir den aktuellen Band mitbringen, nehme das Sprachmemo zur Hand, halte mir ein Auge zu, lese einige Seiten vor, höre es mir an, lösche es, lese neu, lösche es wieder, lese neu, schicke es meiner Tochter. So entsteht mein persönliches Logopädie-Tagebuch. Lesen ist unfassbar anstrengend. Ich erkämpfe mir Zeile um Zeile. Zumindest hier kann ich mein Tun offensichtlich noch ein wenig beurteilen.

Schlimm ist, dass ich mich wahrscheinlich dennoch vielfach sehr seltsam verhalte, dies aber nicht realisiere. Was ist noch normal, was nicht, was gar peinlich? Mich selbst so zu erleben erschüttert mich bis ins Mark. Ich kann mir selbst nicht mehr trauen. Fühlen sich so Betroffene am Beginn einer Demenz? Oder Menschen mit einer Psychose in ihren lichten Momenten? Schlimm. Jetzt verstehe ich es besser. Niemand redet mit mir darüber, und ich hoffe immer noch, es merkt keiner.

Ehrliche Rückmeldungen werden daher für mich immer wichtiger. Die Zahl an Menschen, von denen ich diese erwarten kann, jedoch immer kleiner. Man will mich schonen – oder nicht verärgern. Einer der wenigen offenen Menschen besucht mich spontan. Professor Markus Leweke. Er ist Psychiater am Zentralinstitut für Seelische Gesundheit (ZI) in Mannheim. Später wird er nach Sydney gehen. Wir kennen uns seit Jahren. Er kommt vorbei, weil er von meinem »Pech« gehört hat. Eine erste Nagelprobe, so empfinde ich es. Meine Frau ist auch da. Zwei Psychiater auf engstem Raum. Ich nehme mich extrem zusammen – die Sache mit der Fassade. Doch einen Profi wie ihn kann ich nicht täuschen. Er gibt mir später per SMS eine sehr ehrliche Rückmeldung über mein Befinden. Er schreibt mir, was ich schon befürchte: dass ich langsamer, vergesslich und sehr dünnhäutig bin. Fast aggressiv. Doch das sei in dieser Phase »normal« – interessant aus der Feder eines Psychiaters. Was mich freut: Aus seiner Erfahrung würde ich sehr »orientiert«

mit der fatalen Situation umgehen. Er habe keine tieferen Wesensänderungen im Gespräch erkannt. Er verspricht zudem, mir in Zukunft ehrlich zurückzumelden, sollte ich denn doch »wunderlich« werden. Davor nämlich habe ich Angst. Große Angst. Panik.

Meine Kinder kommen erneut zu Besuch. Diesmal gehen wir in das Café auf dem Klinikgelände. Ich esse sehr gerne Mango. Ich bestelle mir eine – und muss erkennen, dass ich sie nicht mal mehr schälen kann. Mit rechts klappt es zwar halbwegs, mit links aber kann ich die Frucht nicht halten. Und wenn doch, zerquetsche ich durch zu viel Druck das Fruchtfleisch zu Brei, oder die Frucht tritt einen eleganten Flug vom Tisch an. Mit Mühe kann ich ihrem Entschwinden mit einem Auge folgen. Mein komplettes Feingefühl samt Feinmotorik in der linken Hand ist dahin. Meine Frau und meine Kinder bemerken es. Betretenes Schweigen. Mir ist das alles unfassbar peinlich. Binnen Minuten vom bislang sportlichen Vater zum sabbernden Volltrottel – das ist sicher hart in der Selbstbeurteilung, doch so fühle ich mich.

Ich gehe davon aus, dass viele Betroffene in einem solchen Moment ähnlich empfinden. Doch alle wiegeln ab. Wenn ich später Schlaganfall-Betroffenen offen von meinen damaligen Empfindungen berichte, signalisieren mir diese immer wieder: Ja, so fühle ich mich auch. Es kann erleichternd sein, die Fassade fallen lassen zu dürfen, weil das Gegenüber sowieso weiß, wie es einem geht. Ich weiß es heute.

Meine Vorliebe für Mangos kommt übrigens dadurch, dass ich als Student in Israel leben durfte. Das war in den 90er-Jahren. Damals machten meine spätere Ehefrau und ich zunächst 14 Tage Urlaub dort. Am Strand in Tel Aviv haben wir Anatomie gelernt. Aus dicken Büchern. Ein älterer Herr kam vorbei, der sich als neurologischer Oberarzt entpuppte und uns für russische Einwanderer hielt. Er sprach uns auf Russisch an. Als wir englisch antworteten und ihm klar wurde, dass wir Deutsche sind, lud er uns spontan nach Israel zum Studieren ein. Es gebe offizielle Austauschprogramme des Gesundheitsministeriums. Adressen wurden getauscht – und die Sache vergessen. Monate später bekam ich eine Einladung des Gesundheitsministeriums, an einem solchen Austausch teilzunehmen. Meine Frau auch. Ich war insgesamt über ein halbes Jahr im Nahen Osten. Meine Frau einige Wochen. Wir mussten nur die Flüge bezahlen – Kost und Logis im Krankenhaus waren praktisch umsonst. Ich habe unter anderem meine ersten chirurgischen Erfahrungen dort gesammelt. Mit meinem späteren Trauzeugen und guten Freund Holger, der heute in Washington lebt und dort als Arzt praktiziert, habe ich das Land per Motorrad erkundet. Easy Rider im Nahen Osten. Wir waren an den wunderschönen kleinen Seen der Golanhöhen. Am Roten Meer in Eilat. In Jericho. Am See Genezareth. Den Ursprungsorten des Christentums. Die schönsten Erlebnisse meines Studiums stammen aus diesen Tagen. In der Kantine des Wolfson Medical Centers in Holon, in dem wir lebten und arbeiteten, gab es immer Mangosaft in Dosen aus israelischer Produktion. An genau diesen Geschmack erinnere ich mich jetzt, als ich hier mit meiner Familie sitze. Seltsam. Diese Erinnerungen geben mir Kraft.

Und noch etwas hilft mir durchzuhalten – persönliche Vorbilder wie Holger: Sein Ziel war es immer, die amerikanischen Medizinerprüfungen bis zur Anerkennung zu meistern. Das ist echt schwer, wenn man aus Deutschland stammt. Die Systeme sind anders. Er hat jahrelang gebüffelt, ist mehr als einmal durchgefallen – und hat es geschafft. Ich hätte wohl längst aufgegeben. Er nicht. Für dieses Durchhaltevermögen habe ich ihn bewundert. Sein Ziel war klar: Arzt in Amerika. Er hat alles dafür gegeben. Er ist es heute.

Aus einem Verantwortungsgefühl für mein Team heraus beginne ich damit, einmal pro Woche eine kurze Statusmeldung zu verfassen – sie zu erstellen dauert lange, und sie wimmelt vor Rechtschreibfehlern. Dennoch: Ich möchte Gerüchten vorbeugen, transparent sein, Sicherheit vermitteln. Daher formuliere ich sehr ehrlich. Dass ich nicht laufen kann, dass ich nicht richtig sehe. Heute weiß ich: Es ist vergebene Liebesmüh. Ich bin schon längst abgeschrieben.

Ich werde täglich visitiert. Chefarzt Professor Hennerici ist in dieser Woche auf Reisen. Sein Oberarzt – begleitet von verschiedenen Kollegen – schaut regelmäßig vorbei. Er ist sehr nett. Ich habe viele Fragen, traue mich aber nicht, sie zu stellen. Was wird nun alles nicht mehr gehen? Auf was muss ich mich einstellen? So verstecke ich mich bei den Gesprächen hinter technischen Aspekten: Was macht das Hirnödem? Was ist mit der Ursache? Zum Kern meiner Unsicherheit dringe ich nicht vor: Wie steht es um meine Prognose? Werde ich wieder laufen können? Kann ich wieder Sex haben? Werde ich etwas spüren? So bleibt mir nur, es nach meiner Entlassung auszuprobieren. Wann wird das sein? Wenigstens diese Frage traue ich mich zu stellen. Der Kollege stellt mir in Aussicht, ich könne Ende der Woche entlassen werden, wenn die Hirnschwellung weiter zurückgehe.

Wie sehr meine Wahrnehmung beeinträchtigt ist, zeigen viele meiner WhatsApp-Nachrichten aus diesen Tagen. Über meine »Jogging-SMS« hatte ich ja schon kurz berichtet.

Viele Nachrichten, die ich von Kollegen und Freunden bekomme, loben meine Fortschritte – ich weiß bei den meisten, dass sie schlicht nicht stimmen. Es ist in diesen Tagen schwer, mir etwas recht zu machen. Es ist aber für mich auch schwer, meinem Umfeld etwas recht zu machen. Ich sehne mich nach der Wahrheit, nach ehrlichem Feedback, will sie aber nicht akzeptieren, wenn ich sie tatsächlich höre. Da ich weiß, dass ich verwaschen spreche, telefoniere ich nicht mehr gerne. Eine völlige Wandlung gewohnter Verhaltensweisen. Ich will meine Fassade aufrechterhalten.

Ein alter Schulfreund ruft mich während meines Aufenthaltes beinahe täglich an. Ben Streubel, er ist Nachtmoderator bei SWR 3. Er war immer schon ein wenig verrückt. Auf positive Art und Weise. Er war beispielsweise einer der Ersten, die schon vor dem 18. Geburtstag ein eigenes Auto hatten. Der Trick: eine Lücke im damaligen Gesetz. Landwirtschaftliche Fahrzeuge durften auch von Jugendlichen gefahren werden. Irgendeine Firma machte sich das zunutze und bot umgebaute Fiat-Panda-Modelle an. Die waren nicht schneller als sechs Kilometer pro Stunde – offiziell. So einen hatte Ben. Das Ding genoss echten Kultstatus bei den Mädels, und Ben dadurch natürlich auch. Sehr zum Leidwesen seiner Mitschüler.

Uns eint bis heute die Nähe zu Medien. Er mehr bunt unterhaltend, ich eher präzise inhaltlich. Dennoch: Die eingesetzten Werkzeuge und Techniken sind dieselben. Ben ist übrigens auch ein guter Freund von Udo Lindenberg. Einmal hat er während einer Radioshow etwas über diesen erzählt, was Udo Lindenberg zufällig mitbekam und woraufhin er prompt bei Ben im Studio anrief. Dieser Kontakt sollte sich noch als wertvoll erweisen: Viele Jahre nach besagtem Anruf haben wir die Kinder-Hilfsaktion »Magical Hearts – ein Herz, das kann man reparieren« mit führenden Kardiologen und Herzchirurgen ins Leben gerufen. Ziel war es, Kindern in Kolumbien eine kostenlose Herzbehandlung zukommen zu lassen. Ben hat Udo Lindenberg kontaktiert, der sofort die Schirmherrschaft übernommen hat. Als Familie sind wir seit Jahren immer wieder zu Gast, wenn Ben die »SWR 3 live lyrics« moderiert. Eine geniale Show, bei der Schauspieler Songtexte vortragen und performen. Der Besuch der Veranstaltung ist eine schöne Tradition geworden. Danach gehen wir meist mit den Schauspielern und ihm etwas essen.

Während meines Krankenhausaufenthaltes ruft Ben mich fast

täglich an. »Eine Sendung kannst du so aber nicht moderieren, Alter. Du klingst ja schrecklich.« Er sagt mir klar, dass ich lalle, zu lange für eine Antwort brauche, Worte nicht zielsicher finde – lobt mich bei späteren Anrufen aber auch für den hörbaren Fortschritt, der sich beim Sprechen einstellt. Ben vermittelt mir ehrlich und ungeschminkt, wie er mich wahrnimmt. Dafür bin ich ihm dankbar. Das hilft mir, meine verzerrte Eigenwahrnehmung mit der Fremdsicht abzugleichen. Wir werden über Monate immer wieder miteinander sprechen. Es tut mir gut.

Der Tag der Entlassung naht. Meine Frau und meine Kinder holen mich ab. Ich kann immer noch nicht ohne Hilfe laufen. Es wird noch Wochen so bleiben. Ein freundlicher Kollege in der Klinik hat einen Leih-Rollstuhl organisiert. Meine Frau schiebt mich zum Auto. Es wird das einzige Mal bleiben, dass ich nach der Klinik in so etwas sitze. Das schwöre ich mir in diesem Moment. Wie ein trotziges Kind. Und ich werde es wahr machen.

Schon nach einer Minute im Rollstuhl bin ich total fertig. Ich sehe weder den Gang richtig, noch kann ich mir den Weg merken. Als wir im Parkhaus ankommen, quäle ich mich ins Auto. Mein Glück in diesem Moment: meine körperliche Fitness. Doch werde ich das Autofahren überhaupt vertragen? Jede Verzögerung, jede Unplanmäßigkeit strengt mich an, schon das Suchen meiner Frau nach der Parkmünze macht mich unruhig. Mir wird klar: Ich habe überhaupt keine Reserven mehr. Ich bin gereizt. Ungerecht. Hinzu kommen unkontrollierbare tiefe Atemzüge, die mir offensichtlich mein gestörtes Atemzentrum aufzwingt und die mich echt verunsichern. Ich kann nichts dagegen tun. Was ist die Ursache? Doch eine Blutung? Kleine Reinfarkte? Die Atemzüge werden mich noch für Monate begleiten. Hunderte Male Unsicherheit.

Mein bisheriges Leben? Gibt es nicht mehr

Die Autofahrt von Mannheim nach Mainz ist eine echte Tortur. Obwohl es noch nicht einmal 100 Kilometer sind. Obwohl ich nur mitfahre. Nicht einmal die Lautstärke am Radio kann ich mit links verändern. Das, was sich in der Theorie so lapidar »feinmotorische Störung« schimpft, wirft mich in der Praxis um Jahrzehnte zurück. Ich bekomme den Knopf nicht zu fassen. Liest sich banaler, als es sich anfühlt. Die vorbeiziehende Landschaft, die ich – dank Doppelbildern – mehr erahne als sehe, überfordert mein verbliebenes Sehvermögen. Sie können versuchen, das nachzuempfinden: Versuchen Sie, so intensiv wie möglich zu schielen, blicken Sie sich um. So erging es mir über Monate.

Nach etwas mehr als einer Stunde komme ich zu Hause an. Ein Nachbar sieht mich. Er begrüßt mich freundlich. Scheint erleichtert. Schon die zwei Meter bis zur Hauswand schaffe ich nur mit Festhalten. Die eine Stufe zum Eingang ist eigentlich ein unüberwindbares Hindernis. Doch meine Frau hat bereits einen Griff anbringen lassen. In den Rollstuhl setze ich mich nicht mehr. Es muss nun so gehen. Ich bin trotzdem noch immer fest davon überzeugt, dass zu Hause alles besser wird.

Die nächsten Tage sind anstrengend. Ich versuche, Normalität zurückzugewinnen, und will die Pflanzen wässern, kann aber nicht mal alleine über den Rasen im Garten laufen, ohne umzufallen. Mühsam taste ich mich an der Hauswand entlang. Wenn das unser Nachbar sieht, wird er sich wundern. Mir wird klar: Selbst mit unserem Beagle kann ich nicht spazieren gehen. Mehr und mehr erkenne ich: Mein bisheriges Leben gibt es so nicht mehr. Das tut sehr weh.

Unser gemeinsames Schlafzimmer liegt im ersten Stock. Es sind gerade mal 14 Stufen. Nun ein unüberwindliches Hindernis. Eines von vielen. Vor dem 6. Mai habe ich gerne zur Entspannung ferngesehen – daran ist nicht mehr zu denken, meine

Doppelbilder machen das unmöglich. Erst vier Monate später werde ich mir wieder den ersten Fernsehfilm ansehen: *Starfighter*. Eine SAT1-Produktion über den »Superflieger« und die Opfer, die er gefordert hat.

Ich schlafe im Zimmer unserer mittleren Tochter im Erdgeschoss. Es liegt Tür an Tür mit einem kleinen Bad. Nun ist selbst dieser kurze Weg zu weit. Ich überlege mir deshalb genau, ob ich zur Toilette gehe. Trinke lieber wenig. Skurril. Wenn ich aufstehe, dreht sich alles, zudem sehe ich schlecht – nach dem Liegen ist es am schlimmsten. Ich taste mich Halt suchend am Regal entlang. Mehr als einmal fällt etwas herunter. Hoffentlich nichts Wertvolles. Das Regal ist an der Wand festgedübelt. Zum Glück. Auch im Bad sind nun Griffe angebracht. Neben der Toilette. In der Dusche. Sie helfen, reichen aber nicht. Duschen kann ich nur im Sitzen. Wenn ich mich anziehen will, geht das nur an die Wand gelehnt. Schon das Überziehen des T-Shirts erscheint mir wie eine Achterbahnfahrt.

Mit der Entlassung hat man mir ein 30-Tage-Langzeit-EKG mitgegeben. Die Kollegen vermuten ein sogenanntes Vorhofflimmern als Ursache für meinen Schlaganfall. Vorhofflimmern führt dazu, dass das Herz ab und an oder sogar ständig unregelmäßig schlägt. Dadurch können sich gefährliche Blutgerinnsel bilden, die mit dem Blutstrom auf eine fatale Reise gehen und so einen Schlaganfall hervorrufen können. Ist das bei mir passiert? In den bisherigen EKG-Aufzeichnungen war nichts zu finden. Die Ableitung über 30 Tage, verbunden mit einem Handy, das verdächtige Aufzeichnungen sogleich verschickt, soll Klarheit bringen. Nur bei eindeutiger Diagnose im EKG können blutverdünnende Medikamente wie Apixaban zum Einsatz kommen, die weitere Schlaganfälle verhindern sollen, denn nur dann überwiegt die Schutzwirkung mögliche Nebenwirkungen. Immer nach dem Duschen klebe ich mir die drei Elektroden neu auf und verbinde sie mit dem EKG – ich habe selten Schwierigeres getan.

Um in der Wohnung überhaupt voranzukommen, nutze ich nun Krücken. Es muss nur ein wenig nass auf dem Boden sein, und die Sturzgefahr steigt erheblich.

In 14 Tagen beginnt meine stationäre Rehabilitation. Für drei Wochen soll ich in eine Klinik nach Hessen. Ich verzichte darauf, den genauen Ort zu nennen, weil dort nicht alles glattgegangen ist. Für meine Geschichte tut es nichts zur Sache.

Bis dahin gilt es, noch einiges zu regeln – unter anderem muss ich meine Anträge auf Berufsunfähigkeit an die Versicherer schicken und der Ärztekammer anzeigen, dass ich bis auf Weiteres nicht arbeiten kann. Es ist eine Art Abschied. Mein Abschied als Arzt. Vorerst. Ob ich jemals wieder im weißen Kittel tätig sein werde, kann ich zu diesem Zeitpunkt nicht sagen.

Vielerlei Formulare gilt es für die Versicherungen zusammenzustellen. Ich scheitere schon am richtigen Zählen. Dasselbe Hirn, das vor wenigen Wochen noch hochkomplexe Software-Programme zur Diagnostik und Interpretation von Laborwerten erdacht und auf der Notaufnahme komplizierteste Situationen gemeistert hat, kommt nun mit dem Zahlenraum bis 30 nicht mehr klar. Dieses Verlusts an intellektuellen Ressourcen bin ich mir voll bewusst. Es ist mal wieder ein Abschied. Davon gibt es viele in diesem Mai. Meinen Erfahrungen im Management und in der Problemlösung ist es zu verdanken, dass ich nun in der Lage bin, mich selbst zu »managen«. Ich überlasse die bürokratischen Dinge daher meinem Anwalt, Peter Schultz. Seit Jahren kenne und vertraue ich ihm. Zwar ist er vor einigen Jahren als Justiziar eines großen Unternehmens in den Norden gezogen, hat ein paar seiner alten Mandanten aber mitgenommen. Ich gehöre dazu – und bin spätestens jetzt sehr dankbar dafür. Das Gefühl »Das kriegt der schon hin« ist in dieser Situation Gold wert. Ich nehme mich selbst als stark eingeschränkt, um nicht zu sagen als »dumm« wahr. Mit aller Kraft erhalte ich zwar meine Fassade aufrecht, doch dahinter ist wenig.

Freunde kündigen sich an. Der erste Besuch nach meiner Rückkehr. Sie kommen zum Kaffee. Mir ist es wichtig, ihnen einen Sekt anzubieten. Warum, weiß ich nicht. Wahrscheinlich ist es sogar falsch, da mein Freund ohnehin zu viel Alkohol trinkt, wie er von sich selbst sagt. Um mir zu beweisen, dass ich das kann, will ich die Flasche aus dem Keller holen und steige mit Krücken die steile Treppe hinunter. Ständig muss ich mich an der Wand anlehnen. Mich abstützen. Mich ans Geländer klammern. Die Krücken jonglieren. Eine entgleitet mir, fällt laut scheppernd die Treppe hinunter. Eine eigentlich total verrückte Aktion. Meine Frau sieht das auch so. Sie formuliert es nur netter. Und doch: Mir geht es um die Freiheit, das zu tun, was ich will. Ja, unvernünftig. Dennoch: Freiheit.

Als unsere Freunde mit uns am Tisch sitzen, merke ich ihnen an, dass sie schockiert sind. Sie sagen es natürlich nicht. Stattdessen loben sie mich für meine angeblich so tollen Fortschritte. Ich kann damit nur schwer umgehen. Mir fehlt die Gelassenheit, ihre Unsicherheit richtig einzuordnen. Nach einer Stunde bin ich am Ende und muss mich hinlegen. Ich weiß nicht, ob sie das verstehen.

Ich kann den Mangel an Aufrichtigkeit unserer Freunde natürlich nachvollziehen. Ihr oberflächlicher Optimismus tut mir aber nicht gut. Ich weiß, dass es mir nicht gut geht, dass ich aktuell nur ein Schatten meines früheren Selbst bin – da ändern auch gut gemeinte Worte nichts. Leere Phrasen wie »Das wird schon wieder« klingen einfach nur hohl. Ich überlege kurz, ob ich von jetzt an mitzählen soll, wie oft ich diese »Aufmunterer« noch hören werde, bin mir des aufkommenden Zynismus aber sofort bewusst. Was ich an diesem Tag lerne: Auch das Umfeld sollte offen, ehrlich sein. Leere Sprüche demotivieren nur, weil ich merke, dass sie nicht stimmen. Wird es wirklich »wieder werden«? Das kann niemand sagen. Selbst die Kollegen nicht.

Nachdem unsere Freunde gegangen sind, gehe ich ins Wohnzimmer. Ich erlebe etwas, das ich schon kenne – wieder aus einem Liedtext. Er ist von dem deutschen Künstler Clueso. Ich erinnere mich an seinen Song »Lass den Kopf nicht hängen«. Beim Hören merke ich: Ich fühle mich zutiefst verstanden.

Lass den Kopf nicht hängen,
hör ich mich selber reden.
»Man kann nicht immer gewinnen«,
jetzt fallen mir all die Sprüche ein.
»Lass den Kopf nicht hängen«,
du hast alles gegeben.
Nur wenn du jetzt aufstehst,
holst du dich wieder ein …

Auszug aus »Lass den Kopf nicht hängen« von Clueso, veröffentlicht 2014

Es wäre falsch zu schreiben, dass zu Hause alles glattläuft. Auch wenn es nach außen wohl für viele so aussieht. Ich bin mit mir, der Situation und überhaupt allem überfordert. Das Schicksal hat mich für einige Minuten an den Rand des Überlebens gespült, hat mein bisheriges Leben auf den Kopf gestellt. Damit muss ich nun umgehen. Mir gelingt das nicht immer. Hat mich dieser Moment, dieser Prozess verändert? Bin ich ein anderer als der, der ich vor dem Schlaganfall war – auch über die körperlichen Einschränkungen hinaus? Natürlich!

Nehmen wir ein Beispiel: Ich hatte zum Glück schon immer wenig Angst vor dem Tod. 2013 habe ich eine Ausbildung zum Palliativmediziner begonnen, um Menschen besser helfen zu können, die schwerstkrank oder vom Tod bedroht sind. Jetzt habe ich gar keine Angst mehr. Ich habe mich also bestimmt verändert. Im Moment habe ich keinerlei Reserven mehr. Normalerweise bin ich schwer aus der Ruhe zu bringen. Jetzt ist es anders. Schon Kleinigkeiten lassen mich regelrecht explodieren. Ich bin gereizt, ungerecht, aufbrausend – keine leichte Situation.

Nicht für mich. Nicht für meine Kinder. Nicht für meine Frau. »Aggression ist die Depression der Männer«, heißt es. Da ist sicher was dran. So unangemessen, wie ich mich verhalte, agiert mein Umfeld jedoch auch häufig. Es gibt für solche Ausnahmesituationen keine Schablonen. Stress ist keine Einbahnstraße. Ich erzeuge ihn bei anderen. Andere erzeugen ihn bei mir. Klassische Schuldzuweisungen greifen ins Leere. »Schuld« sind, wenn überhaupt, die Umstände.

Ich möchte mit Macht in mein Leben zurück. Kämpfe um jede Kleinigkeit. Es ist ein Weg der kleinen Schritte. Vielleicht ist mir deshalb jeder noch so kleine davon wichtig. Am Wochenende sind wir immer zusammen einkaufen gegangen. Warum nicht jetzt auch? Wir entschließen uns, zum Supermarkt nach Wiesbaden zu fahren. Schon auf dem Parkplatz beginnt das Chaos. Ich kann nur laufen (wobei das Wort meine Fortbewegungsart nicht wirklich beschreibt), wenn mich jemand stützt oder ich mich am Einkaufswagen festhalte – den hoffentlich jemand bremst. Das sieht so lange einigermaßen normal aus, wie sich der Wagen nur langsam fortbewegt. Kaum fährt er jedoch ein wenig schneller, wird's haarig und ich komme nicht hinterher. Als ich mich in einem Restaurant setzen möchte, um etwas zu essen, falle ich erst mal vom Stuhl. Entwürdigend. Ich wirke wie jemand, der am Samstagmittag schon blau ist.

Das EKG hat immer noch nichts Auffälliges ergeben. Bleibt der Grund für meinen Schlaganfall im Dunkeln? Die reine Willkür des Schicksals? Oder »Shit happens«, wie Forrest Gump sagt? Ich neige immer mehr zu dieser Sicht. Ich höre auf, einen Sinn hinter alldem zu suchen. Es hat mich halt erwischt. Ich habe es halbwegs überlebt. Eigentlich müsste ich im Koma liegen oder tot sein. Meine Ausnahmeerfahrung isoliert mich – das wird mir von Tag zu Tag mehr bewusst. Ich bin auf mich alleine gestellt. Das Leben um mich rum geht weiter. Ich bin es, der den Strom verlassen hat. Ich mache mir klar: Ich muss es selbst hinbekommen, mich selbst wappnen. Andernfalls wird es schlimm enden. Das ist sicher. Doch mir wird auch deutlich: »Das hier« wird einen Preis fordern – wenn ich mein Ziel erreichen möchte, muss ich alles aufbieten, was ich an Ressourcen noch habe. Und ob das reicht, ist dennoch unsicher.

Ein paar Tage später versuche ich mich an einem James-Bond-Film. Ich komme kaum über den Vorspann hinaus, dann muss ich erschöpft aufgeben. Doch ich schmunzele in mich hinein – Chris Cornell hat darin gesungen, was ich mir selbst zugerufen habe. Seine Zeilen geben mir ein wenig Halt in all der Unsicherheit:

Arm yourself because no-one else here will save you
The odds will betray you
And I will replace you
You can't deny the prize it may never fulfill you
It longs to kill you
Are you willing to die?

***

Du bist auf dich selbst gestellt, denn niemand sonst wird dich retten.
Die Wahrscheinlichkeiten werden dich verraten.
Ich werde dich ersetzen.
Du kannst den Preis nicht abstreiten. Es wird dich niemals glücklich machen.
Es wird dich töten.
Willst du sterben?

Auszug aus »You Know My Name« von Chris Cornell, veröffentlicht 2007

Sex?

Offen ist noch immer die Frage nach dem Sex. Ich bin mir unsicher, ob ich das überhaupt aufschreiben soll. Ist das zu persönlich? Zu peinlich? Ich habe mich aber entschlossen, offen zu sein. Daran möchte ich festhalten. Auch jetzt. Auch wenn mir Dinge peinlich sind.

Warum spricht niemand darüber? Ich habe selbst als Angehöriger und als Arzt »Fälle wie mich« erlebt. Keiner der Betroffenen hat offen über sein Ergehen gesprochen. Aus Scham? Aus Unwissenheit? Ich glaube: aus beidem! Ich möchte es daher anders halten.

Zunächst recherchiere ich im Internet. Auf Patienten- und Ärzteseiten. Und finde sehr wenig. Es wird schnell klar, dass bei mir keine Hirnregionen betroffen sind, die das Libido- oder Orgasmusbefinden tangieren. Liest sich erst mal gut. Doch stimmt es? Während der zwei Wochen zu Hause haben meine Frau und ich Gelegenheit, es auszuprobieren. Was ich schon weiß: Mein Berührungsempfinden auf der gesamten rechten Körperhälfte ist nahezu erloschen. Auf Dauer? Keine Ahnung. Oft fühlt es sich an, als sei meine rechte Körperhälfte komplett mit Eukalyptusöl überzogen. Ein winziger Reiz und es wird eiskalt. Die sensiblen Fasern der rechten Körperseite laufen am Kleinhirn vorbei ins zentrale Nervensystem, wo die Reize verarbeitet werden. Mein linkes Kleinhirn ist größtenteils abgestorben, scheinbar hat es dabei auch Nervenabschnitte in der Nähe erwischt. Selbst Schmerzen oder Temperaturunterschiede bleiben jetzt irgendwo »stecken«.

Libido kann ich noch empfinden. Gut. Auch die erektile Funktion ist unbeeinträchtigt. Seit Viagra weiß jeder, was damit gemeint ist. Doch wird auch ein Orgasmus funktionieren? Nein. Zwar kommt es zur Ejakulation, doch jegliche Empfindung bleibt aus. Meiner Frau sage ich das nicht. Es ist mir peinlich. Dieser Zustand wird mich noch monatelang begleiten. Dann erst normalisiert sich das Empfinden langsam. Ich spreche mit niemandem darüber. Mit keinem Freund. Mit keinem Kollegen. Mit keinem Mitpatienten. Genauso bemerkenswert: Ich werde auch von niemandem darauf angesprochen. Von keinem Freund. Von keinem Kollegen. Von keinem Therapeuten. Von meiner Frau kann ich das nicht erwarten. Ich will ja gerade nicht, dass sie sich mir gegenüber wie eine Therapeutin verhält.

Ein Freund, dem ich vor knapp einem Jahr ein wenig dabei helfen konnte, die Trennung von seiner Frau zu überwinden, kommt vorbei. Frank Maleiner ist ein durchtrainierter Sportler. Pilot. Wir kennen uns über die Töchter. Ich erzähle ihm, dass ich bald wieder den üblichen Hundespaziergang durch den Wald hinter dem Haus schaffen möchte. Noch kann ich das nicht. Auch nicht mit Krücken. Der Waldboden ist viel zu weich. Frank schlägt spontan vor, es trotzdem direkt mal auszuprobieren, und bietet an, mich zu stützen. Es muss seltsam aussehen, wie ich da, die Hand auf seiner Schulter, durch den Wald humpele. Knapp zwei Kilometer. Alleine wäre ich schon nach zwei Schritten umgefallen. Es fühlt sich dennoch gut an.

Mein Onkel Walter Pickhardt ruft an. Er ist ein erfahrener, inzwischen pensionierter Physiotherapeut. Walter rät mir, die lästigen Krücken gegen Gehstöcke zu tauschen. »Krücken sehen immer krank aus. Die müssen weg«, sagt er. Die Sicht gefällt mir. Er war schon immer sehr zupackend. So ist sie, die Familie meiner Mutter. Ich habe davon wohl auch etwas in mir. Am nächsten Tag gehe ich ins Sanitätshaus, um mir einen coolen Aluminiumstock zu kaufen. Immer wieder muss ich ein Auge schließen, um nur *eine* Verkäuferin zu sehen. Als ich mich, mühsam gestützt, in den Verkaufsraum bewege, um mir einen Stock auszusuchen, bietet mir ein älterer Herr seinen Sitzplatz an. Eine freundliche Geste. Ich bedanke mich artig, bin aber stinksauer: auf mein offensichtliches Erscheinungsbild. Auf mich. Auf meine Schwäche.

Den frisch gekauften Stock fasse ich nie wieder an. Damit gibt es schon zwei Relikte: den Rollstuhl und den Aluminiumstock.

Ich versuche, etwas zu tun, was mir Spaß macht. Ich möchte kochen. Doch schon beim Heraussuchen der Zutaten muss ich ständig überprüfen, was ich nun schon aus dem Schrank geholt habe und was noch fehlt. Ich kann mich oft nicht einmal daran erinnern, ob ich die Kartoffeln schon ins Wasser getan habe oder nicht. Am schlimmsten aber ist mein nicht mehr vorhandenes Gleichgewicht. Ohne ständiges Festhalten würde ich sofort auf dem Boden landen. Ich dränge mich in die rechtwinklige Ecke der Arbeitsplatte, sodass ich nach rechts und links etwas Halt habe. Jetzt kann ich beide Hände einsetzen. Ich nehme mir eine noch ungeschälte Kartoffel und versuche, sie mit links festzuhalten. Doch das ist schwierig: Entweder greife ich zu fest zu oder sie entgleitet mir. Mir fällt der Fernsehmehrteiler »Der Seewolf« aus den 70er-Jahren mit Raimund Harmstorf ein. Dort beeindruckte der damals 31-Jährige als »Seewolf« damit, dass er rohe Kartoffeln mit der bloßen Hand zerquetschen konnte. Ich selbst kann sie nicht mal richtig halten.

Ich nehme mir ein Schälmesser und versuche, die Kartoffel zu schälen. Ich bin so ungelenk, dass ich irgendwann entnervt aufgebe und die halbe Kartoffel samt Schale wegwerfe. Von Fingerfertigkeit kann keine Rede mehr sein. Mit Schälen – im Wortsinne – hat meine Aktion wenig zu tun. Gleichzeitig habe ich große Mühe, nicht aus meiner Ecke rauszurutschen und auf den Boden zu fallen. Es muss halsbrecherisch aussehen. Und trotzdem ist mir wichtig, es zu versuchen. Freiheit hat ihren Preis. Und das hier ist meiner.

Später kommt mir die Idee, beim Laufen Nordic-Walking-Stöcke zu nehmen und mir so zumindest etwas Stabilität zu verschaffen. Wenn auch nur eine sehr wacklige. Aus therapeutischer Sicht ist das mal wieder Schwachsinn. Doch das ist mir egal. Ich fahre mit meiner Frau zum Supermarkt und kaufe mir welche. Sie werden in den kommenden Wochen enge Begleiter werden.

3

Alles bleibt anders!

Von 20 Schritten auf 20 Kilometer

Ein paar Tage nach dem missglückten Kochversuch beginnt meine stationäre Rehabilitation. Ich beantworte vorab schriftlich Dutzende Fragen über meinen Gesundheitszustand sowie die Medikamente, die ich einnehme, und bin schon genervt, bevor es überhaupt losgeht. Wahrscheinlich, weil mir vor Augen geführt wird, wo ich Defizite habe und auch, was der Schlaganfall noch alles hätte anrichten können: »Können Sie alleine gehen?« – »Brauchen Sie Unterstützung bei der Körperpflege?« – »Benötigen Sie Hilfe beim Essen?« Hinzu kommt, dass die Gefahr einer Verschlechterung noch längst nicht ausgestanden ist: Eine Blutung, ein erneuter Infarkt und auch eine Epilepsie aufgrund der Hirnschädigung sind immer noch drin. Ich versuche, das Wissen darum weiterhin auszublenden. Passiert mir schon nicht. Oder?

Ich möchte mich die etwa 75 Kilometer nicht von meiner Frau fahren lassen. Ich will es alleine schaffen. Ja, das ist eine Trotzreaktion. Gegen was auch immer. Mal wieder. Also packe ich einen Koffer, meinen schwarzen Rucksack mit den vielen Taschen und bestelle mir ein Taxi. Es ist Ende der Woche. Mein noch durchtrainiertes Aussehen passt nicht zu meiner Gebrechlichkeit. Der Taxifahrer braucht einen Augenblick, bis er bemerkt, dass er mir das Gepäck abnehmen muss. Die Fahrt dauert knapp eine Stunde. Baustellen. Dann steuert der Fahrer die falsche Klinik an. Ich bin zu unkonzentriert, um es zu bemerken. Schon am Namen neben dem Eingang hätte ich es erkennen können. Am Tresen macht man mich freundlich auf den Irrtum aufmerksam. Als wir schließlich in der richtigen Klinik ankommen, scheinen sich meine schlimmsten Befürchtungen zu bestätigen: Es wirkt grauenhaft. Zwar ist das Foyer nett und einladend gestaltet, jedoch sind es vom Eingang bestimmt noch zehn Meter bis zum Check-in-Tresen. Das schaffe ich nie ohne Hilfe. Auch an der Wand kann man nicht gut entlanggehen. Ich versuche es dennoch. Der Taxifahrer trägt meine Koffer. Irgendwie komme ich an. Ich bin schweißgebadet.

Nach dem Check-in wird mir ein Zweibettzimmer im ersten Stock zugewiesen. Zum Glück kann ich Lift fahren. Treppen gehen gar nicht. Oben angekommen, stelle ich fest, dass mein Zimmernachbar gerade einen schweren epileptischen Anfall hatte. Seinen ersten. Nach einem Schlaganfall. In den ersten drei Monaten ist die Wahrscheinlichkeit am höchsten. In mir krampft sich alles zusammen. Solche Dinge habe ich bislang erfolgreich verdrängt. Jetzt schläft er den »postikterischen Dämmerschlaf«, wie es im medizinischen Fachjargon heißt. Kenne ich alles. Von anderen. Ist das irgendwann auch mein Schicksal? Mein Optimismus bekommt einen herben Dämpfer. Ich lasse es mir nicht anmerken.

Sehnsuchtsziel Kreuzkapelle

Doch es kommt noch schlimmer. Eine Schwester zitiert mich zum Aufnahmegespräch. Sie fragt mich all das noch einmal, was ich mühsam in den Aufnahmebogen der Klinik eingetragen habe. Sämtliche Verweise darauf laufen ins Leere. Sie habe viel zu viel zu tun, um so etwas zu lesen. Kein Wunder, dass ich mich als Nummer fühle.

Um es gleich zu sagen: Solche Erfahrungen waren in der Zeit der Reha eine Ausnahme. Ansonsten waren die Schwestern immer sehr, sehr nett und zuvorkommend. Trotzdem: ein unglücklicher Start. Ich schleppe mich also zurück in mein Zimmer. Meine Nordic-Walking-Stöcke habe ich in Mainz vergessen. Oder liegen sie doch im Zimmer?

Mein Zimmer hat einen kleinen Balkon. Ich blicke auf Wanderwege und eine Kapelle. Sie heißt Kreuzkapelle, erfahre ich später, und liegt knapp drei Kilometer von der Klinik entfernt. Als ich so auf dem Balkon stehe, formt sich in meinem kranken Hirn ein ambitionierter Plan: Bevor ich hier weggehe, werde ich ohne Hilfe dreimal pro Tag zu dieser Kapelle laufen. Das sind insgesamt 18 Kilometer. Momentan schaffe ich keine zehn Schritte.

Mein schlafender Zimmernachbar wird in ein anderes Zimmer gebracht. Ich bin alleine. Nun werde ich von einem netten, jungen Kollegen erstuntersucht und von verschiedenen Therapeuten eingeschätzt. Ein interessantes Prozedere. Wie bei einem Casting. Die Neuropsychologin nimmt sich viel Zeit. Den Gesprächsstil kenne ich. Die Fragen auch. Das verständnisvolle Nicken. Auch ich bin in Grundzügen darin ausgebildet. Es ist sicher für beide seltsam. Ich weiß, was ich antworten muss, um das ein oder andere Bild von mir zu erzeugen. Auch hier will ich die Kontrolle behalten. Es steuern. Mich einfach mal fallen zu lassen und authentisch zu meiner Situation zu stehen, kommt mir nicht in den Sinn. Mir wird eine Reittherapie empfohlen – ich habe zwar keinerlei Beziehung zu Pferden, aber so komme ich wenigstens raus, denke ich mir. Also gerne, ja. Massagen möchte ich nicht. Die Physiotherapeutin sieht mich ehrlich verwundert an. »Aber jeder mag doch Massagen?!« Ich schüttle mit dem Kopf. Eine Physiotherapie mit vielen Übungen, viel Sport und Ergotherapie ist es, was ich will. Was helfen mir Massagen?

Die Logopädin hält mich schon zu Beginn für ziemlich weit, man könne mich ja gut verstehen. Das mag zwar sein, denke ich, aber für mich ist der Vergleichsmaßstab mein früherer Zustand – und verglichen damit sind Sprache, Bewegung, Konzentration und überhaupt alles das totale Desaster.

Ich bekomme meine erste Anwendung: Physiotherapie. Der engagierte Therapeut ermutigt mich, nicht ständig mehr zu wollen. »Ein gutes Pferd springt nur so hoch, wie es muss!« Wieder so eine Worthülse. Ich bin sicher, er meint es gut. Mein Selbstanspruch ist es jedoch, sehr gut zu sein. Nur gut zu sein, das reicht mir nicht. Auch jetzt nicht. Noch schlimmer wird es, als er mir tatsächlich rät, einen Rollator zu benutzen. Ich weiß nicht, ob man mir den Widerwillen, ja regelrechten Schock ansieht, der sich in mir ausbreitet. »Sie laufen damit sicherer, und die anderen passen besser auf.« Es ist gut gemeint. Er hat zweifelsohne mein Problem voll erkannt – mir aber eine völlig unpassende Lösung vorgeschlagen. Mein Verarbeitungsmuster ist – wie erwähnt – eher narzisstisch geprägt. Ich untertreibe Beschwerden. Daraus ziehe ich Hoffnung. Er möchte nun genau das Gegenteil. Warum fragt er mich nicht mal, was mir wichtig ist? Was meine Ziele sind?

Dennoch drehe ich anschließend artig in der Sporthalle ein paar Runden mit dem ungeliebten Gefährt. Ich bekomme viele gute Tipps, weiß aber: Ich werde keinen davon brauchen. Wenn es irgendwie in meiner Macht steht, möchte ich dieses Ding nie mehr anrühren. Entsprechend gering ist meine Enttäuschung, als man mir anschließend mitteilt, dass ohnehin kein Rollator mehr da sei, den ich mit aufs Zimmer nehmen könne. Ich heuchle Enttäuschung! So torkle ich aus dem Therapieuntergeschoss in mein Zimmer zurück, während mir klar wird, dass ich später ohne Krücken, ohne Nordic-Walking-Stöcke und ohne Rollator in den Speisesaal gehen muss. Natürlich könnte ich mich von einer der Schwestern bringen lassen, aber das würde meiner Sturheit widersprechen.

Ich versuche, den Pflegern und Therapeuten offen und freundlich zu begegnen. Aber mir ist klar, dass ich für die meisten der Prototyp des Horrorpatienten bin: ein besserwissender, bislang gesunder Arzt, der sein Schicksal noch nicht angenommen hat.

Natürlich wird es auch dadurch nicht leichter, dass die Klinik eigentlich auf einen anderen Patiententypus ausgerichtet ist. Normalerweise sind die Klienten älter und auch ohne Schlaganfall nicht besonders fit. Das führt zu für mich absurden Situationen: wenn zehn Schritte am Stück schon als »toller Erfolg« gelobt werden etwa oder es »richtig klasse« ist, wenn ich kurz auf einem Bein stehen kann. Mir kommt das alles vor wie totaler Bullshit. Als Sportler bräuchte ich eine andere Ansprache. *Hört mich denn keiner? Das ist alles Scheiße!*

Der Balkon meines Zimmers wird für mich zur Kraftinsel. Hier kann ich den Blick über die Wiesen des »Goldenen Grundes« schweifen lassen, wie diese Gegend genannt wird. Den Begriff habe ich übrigens zum ersten Mal Mitte der 80er-Jahre gehört. Damals habe ich – noch als Schüler – Artikel für die *Nassauische Neue Presse* verfasst. Eine Regionalseite der Zeitung war ebenfalls mit »Goldener Grund« überschrieben.

Mein Vater hatte mir das Fotografieren und das Entwickeln von Schwarz-Weiß-Bildern beigebracht. Während meiner Zeit als Sanitätshelfer beim Deutschen Roten Kreuz habe ich begonnen, die Regionalpresse mit Fotos und Berichten über unsere Tätigkeiten zu versorgen. Irgendwann fragte mich die Lokalredaktion, ob ich nicht auch über anderes schreiben könnte. So begann meine Tätigkeit als freier Mitarbeiter der Tageszeitung. Mein Einstieg in den Journalismus. Das führte mich an die unterschiedlichsten Orte: zu Chorveranstaltungen, Ehrungen von Geflügelzüchtern, Einweihungen von Umgehungsstraßen oder Sportveranstaltungen. So unterschiedlich die vielen Ereignisse waren, so ähnlich war stets die Herausforderung: Ich hatte vorher nie eine Ahnung, was mich erwartete, musste aber später einen Artikel schreiben, der klang, als ob ich mich nie mit etwas anderem beschäftigt hätte. Und wehe, irgendwo steckte noch ein Fehler im Bericht. Jeder Name, jeder Ort, jeder Fachbegriff und jede Tätigkeitsbezeichnung musste stimmen! Ein regionales Publikum ist ein engagiert unbarmherziges. Passiert ein Fehler, droht gleich der ganze Verein mit Kündigung der Abonnements. Solche Situationen gab es mehrfach. Selten habe ich in kürzerer Zeit mehr über Journalismus gelernt. Bis heute zehre ich davon, wenn ich über medizinische Inhalte berichte.

Jetzt, mit Blick auf den echten »Goldenen Grund«, fällt mir all das wieder ein. Ich habe Jahre nicht daran gedacht.

Ich fühle mich auf diesem Balkon irgendwie geborgen. Eine interessante Erfahrung – ich spüre eine Art »innere Stimme«, die mich antreibt. Ich weiß nicht, woher mir mein Selbst diese Gewissheit gibt – doch die Literatur, die Musik kennt auch diese Empfindung. Die Band Toto etwa singt von dieser Stimme:

Why must all of the bridges we cross take their toll?
Always remember the voice in your head,
speaks to you when you're alone.
And it comforts you.
From the top of your heart to the bottom of your soul.

***

Warum fordert jede Brücke, die wir im Leben überqueren, ihren Tribut?
Ruf dir ständig die Stimme in Erinnerung,
die zu dir spricht, wenn du ganz alleine bist. Was sagt sie?
Sie spendet dir Trost.
Aus dem Grunde deines Herzens zu den Wurzeln deiner Seele.

Auszug aus »Bottom of Your Soul« von Toto, veröffentlicht 2006

Zoff mit dem Oberarzt

Das erste Abendessen steht an. Ich erfahre, mit welchen Mitpatienten ich an welchem Tisch sitze. Einmal quer durch den Raum laufen. Horrorvorstellung. Da kann ich mich nirgendwo festhalten. Ich schaffe es dennoch. Das Essen wird serviert. Den Salat muss man sich am Buffet selbst holen. In den ersten Tagen verzichte ich darauf. Ich würde umfallen. Vom Balancieren des Tellers gar nicht erst zu reden. Ein paar Tage später versuche ich es. Es geht schief. Salatblätter samt Dressing rutschen mir vom Teller und landen auf dem Teppich.

Mir gegenüber sitzt ein sympathischer Feuerwehrmann, der auch einen Schlaganfall erlitten hat. Zum Glück nicht so schwer. Man merkt ihm nichts an. Er ist sehr kommunikativ und macht mir das Ankommen leicht. Weitere vier Patientinnen essen mit uns. Es ist eine nette Tischgemeinschaft. Ich halte mich dennoch zurück.

Die erste Nacht verläuft besser als gedacht. Das EKG hat immer noch nichts Auffälliges gezeigt. Am Samstagvormittag bitte ich darum – nur wenige Stunden nach der Aufnahme –, zur häuslichen Selbsterprobung für eine Nacht nach Hause zu dürfen. Ein sehr früher Rehakoller. Der junge Kollege vom Vortag kommt in mein Zimmer, im Schlepptau sein Oberarzt. Kaum hat der mir die Hand geschüttelt, kommt er mit einem Satz rüber, den ich schlicht als Unverschämtheit betrachte. Ohne mit mir je auch nur ein Wort geredet zu haben, sagt er: »Bei Ihnen war das der viele Stress – ganz klar!«

Ich schlucke. Woher hat er das? Mit einem lapidar dahingeworfenen Satz stellt er meinen kompletten Lebensstil infrage und gibt mir das Gefühl, an dem Schlaganfall selbst schuld zu sein. Mich ärgert dieses Verhalten kolossal. Ohne mich auch nur zu kennen, erlaubt sich der Kollege eine solch weitreichende Aussage. Küchenpsychologie in 15 Sekunden. Normalerweise hätte ich das mit einem Schulterzucken abgetan. Doch nicht jetzt. Die Worte wirken auf mich wie eine Anklage. Ich höre aus dem sicher gut gemeinten Satz nur eines heraus: »Hätten Sie mal besser aufgepasst!«

Zum Glück ist ein kleiner Teil meiner Schlagfertigkeit zurückgekehrt. Ich entgegne lallend, aber trocken: »Das kann Ihnen ja sicher nicht passieren: Ein neurologischer Oberarzt in einem peripher gelegenen Rehakrankenhaus kann nicht besonders ehrgeizig sein. Da gibt's bestimmt wenig Stress.«

Mir ist heute klar: Ich habe völlig überzogen reagiert – und dennoch habe ich es damals genau so empfunden. Ich wollte ihm in diesem Moment einfach klarmachen, wie sehr mich seine Anmaßung gestört hat. Ohne mich zu kennen, solch ein Urteil über mich zu treffen. Sosehr mich sein kurzer Satz in diesem Moment schockiert – und sosehr ich heute über meine Reaktion lächle –, so sehr wird er mir später aber auch eine Lehre werden: »Hör erst mal zu, bevor du anderen Menschen ungefragt deine Einschätzung mitteilst.« Ich hoffe, mich daran zu halten, wenn ich heute wieder als Arzt tätig bin. Der sicher hervorragend psychiatrisch ausgebildete Kollege wird die emotionale, ja anmaßend aggressive Entgegnung seines neuen Patienten bestimmt sofort abgetan und längst vergessen haben: aggressive Auffälligkeit nach Schlaganfall.

Keine Frage – ich hatte es schon kurz erwähnt: Ich hatte in meinem selbst gewählten Leben tatsächlich immer viel Stress. Doch ich habe viel dafür getan, diesen gut zu verarbeiten und meine Risikofaktoren niedrig zu halten. Ich glaube nicht an die so oft herangezogene Stress-These, die eine allzu schnelle Erklärung für alle möglichen Arten von Erkrankungen bietet. Auch deshalb wird sie so häufig herangezogen. Sicher gibt es viele Hinweise darauf, dass zu viel Stress (beispielsweise extrem viele Überstunden) tatsächlich auch Schlaganfälle begünstigt, aber nur, wenn man ihn nicht wieder abbaut. Und später wird sich tatsächlich herausstellen, dass Stress nicht der Grund war.

Noch zehre ich von meiner Vor-Schlaganfall-Fitness. Doch mir fehlt die Bewegung. Da ich alleine im Zimmer bin, beschließe ich, Liegestütze zu machen. Normalerweise schaffe ich 50 am Stück. Da sollten doch immer noch ein paar gehen. Ich lasse mich aus dem Bett auf den Boden gleiten, drehe mich um. Schwindel. Versuche den ersten Liegestütz und kippe nach links weg, knalle auf die linke Schulter und mein Gesicht. Mir fehlt die Kraft, nicht nur die Koordination. Mist. Doch Aufgeben gilt nicht. Ich habe ein berühmtes Vorbild. 2011 habe ich mir bei einem USA-Aufenthalt ein Foto mit der Originalsignatur »Failure is not an option« von NASA-Flight-Director Gene Kranz im Kennedy Space Center in Cape Canaveral in Florida gekauft. Er hat die Bodencrews von Apollo 11 (erste Mondlandung) und Apollo 13 (»Houston, wir haben ein Problem«) geleitet. Ein Jahr zuvor habe ich sein Buch darüber gelesen. Sehr beeindruckend. Nun gilt sein Spruch für mich. Wieder ist dieser Begriff da: Genesungstrotz.

Ich fühle aber auch immer wieder die Versuchung in mir aufsteigen, einfach mal liegen zu bleiben. Mich treiben zu lassen. Ich beschließe, mir dann immer etwas vorzusummen, das mir selbst Mut macht. Ich finde etwas Passendes:

Sometimes Lord, it's hard not to lie down,
but with a fire in my heart
I get up and I am strong.

***

Manchmal, oh mein Gott, ist es schwierig,
sich nicht einfach hinzulegen,
aber mit brennendem Herzen
stehe ich (wieder) auf – und bin stark.

Auszug aus »Stone in My Heart« von Graffiti6, veröffentlicht 2011

Ich ziehe mir also die Decke vom Bett, rolle sie notdürftig zusammen und lege sie unter mich. Die Hände rechts und links davon. Wenn ich jetzt runterknalle, falle ich bloß auf die Decke. Wenn jetzt nur niemand reinkommt, denke ich. Das muss ja völlig bescheuert aussehen. Zunächst knicke ich noch ein paarmal ein. Doch schließlich schaffe ich drei Liegestütze. Und bin völlig fertig. Meine Arme zittern. Drei, also 47 weniger als sonst.

Als ich meiner Frau, die mich später abholt, von meinem Erlebnis mit dem Oberarzt berichte, rät sie mir, dem Kollegen »doch erst mal zuzuhören«. Vielleicht habe er ja recht. Ihr Ziel: das Verhältnis nicht gleich zu Beginn zu trüben. Aus übergeordneter Sicht bestimmt richtig. Für mich in diesem Moment jedoch nicht. Der Satz »Bei Ihnen war das der viele Stress« klingt für mich nach einer anmaßenden Anklage, so wie: »Sie sind doch selbst schuld. Hätten Sie mal weniger von sich gefordert.« Nein, bin ich nicht, ruft es in mir. Wenn Stress zwingend zu gesundheitlichen Problemen führen würde, dann müssten die gesamte Weltkriegsgeneration und auch alle Steinzeitmenschen vorzeitig verstorben sein. Sind sie aber nicht. Unbearbeiteter Stress ist natürlich ein wichtiger Risikofaktor bei vielen Erkrankungen. Aber zwingend ist das nicht.

Für mich spiegelt sich in dieser angeblichen Zusammenhangsfindung von Stress und Erkrankung auch der – wohl unerfüllbare – Wunsch nach einer Kontrollierbarkeit des Schicksals. Wie bei einem Kaugummiautomaten: Man schmeißt oben das richtige Verhalten rein und bekommt unten Gesundheit raus. Vielleicht entschuldigt der Kollege damit sein eher entspanntes Leben, vielleicht rechtfertige ich mit meiner Ablehnung aber auch meines.

Viel mehr als mögliche Risikofaktoren interessiert mich das Thema Resilienz – also die Forschung darüber, welche Faktoren und Umstände Menschen in Extremsituationen überleben lassen. Ich beschließe, mein Wissen darüber in Zukunft zu erweitern. Die Sichtweise meiner Frau kann ich in diesem Moment nicht teilen. Sicher auch aus Angst, an der Stress-Anklage könne doch etwas dran sein. Normalerweise würde ich die Sicht des

Kollegen mit einem Schulterzucken abtun. Doch jetzt? Der Satz trifft mich wehrlos. Tut fürchterlich weh. Ich habe keine mentalen Abwehrkräfte mehr. Meine Gelassenheit ist weg.

Zu Hause stelle ich fest, dass sich mein Schlafbedürfnis völlig verändert hat. Schon die *Tagesschau* um 20 Uhr ist für mich zu spät. An das Anschauen eines Films ist überhaupt nicht mehr zu denken – nicht nur, dass ich nichts sehe, ich bin auch einfach zu müde. Zerschlagen. Dafür werde ich mitten in der Nacht wach. Statt wach zu liegen und zu grübeln, greife ich bald zu Hörbüchern. So schlafe ich irgendwann wieder ein. Das vermehrte Schlafbedürfnis wird mir auch später bleiben. Früher haben mir vier bis sechs Stunden gereicht, von nun an sind es eher zehn bis zwölf.

Meine Frau weist mich darauf hin, dass das nächtliche Wachliegen Ausdruck einer Depression sein kann. Auch wenn es natürlich stimmt und ich das weiß, möchte ich es in diesem Moment nicht von meiner Frau hören. Sie ist in dieser Phase die Falsche, mir das zu sagen. Mutig, dass sie es dennoch versucht. Im Nachhinein werde ich es als Liebe und Besorgnis werten können, zu diesem Zeitpunkt habe ich es als harschen Angriff empfunden.

Eine enge Beziehung zu einem Hausarzt habe ich nicht. Ein Fehler, wie ich später erkenne. Mir fehlt ein Kümmerer in dieser Phase. Ich glaube, alles selbst schaffen zu müssen. Das ist ein Irrtum. Umso mehr werde ich mich später freuen, wenn Patienten mich als zugewandt und verständnisvoll beschreiben. Als »ehrlich interessiert« an der Situation. Genau das möchte ich sein.

Meine jahrelange Jogging-Partnerin Angela Rinn besucht mich zu Hause. Sie ist unsere Pfarrerin. 2018 ist sie Professorin an einer Theologischen Hochschule geworden. Bislang hat sie außer besagter SMS nichts von mir gehört. Als sie mich sieht, ist sie sichtlich entsetzt über mein Entlangfallen an der Wand. Später wird sie mir das auch sagen. Wir sitzen auf der Terrasse.

Selbst den Tee muss sie sich selbst zubereiten und raustragen. Ich würde doch nur alles verschütten. Für sie ist das kein Problem, für mich schon, weil ich es eigentlich selbst tun möchte – und wieder mal nicht die Freiheit habe, es zu tun. Ob wir je wieder gemeinsam joggen werden?

Ball fangen? Schwierig

Am Sonntagabend kehre ich zurück in mein »Reha-Gefängnis«. Meine Frau fährt mich. Ich nehme meine Nordic-Walking-Stöcke mit. Ich meine, mitleidige Blicke bei den Schwestern zu bemerken, als ich damit den Gang entlangtorkele. Mein Zimmernachbar ist zurückgekehrt. Es geht ihm besser. Das freut mich. Doch wegen der Epilepsie muss er von nun an ständig Medikamente nehmen. Sie machen ihn müde. Sein Schlaganfall liegt drei bis vier Monate zurück. Dass sich eine Epilepsie so spät entwickelt, ist ungewöhnlich. Und zeigt mir: Ich bin noch mittendrin in der heißen Risikophase – auch wenn Epilepsien selten durch ein geschädigtes Stamm- oder Kleinhirn hervorgerufen werden.

Ich bekomme meinen Therapieplan ausgehändigt. Langsam finde ich mich zurecht. Pro Tag sind es bis zu fünf Stunden Anwendung. Gut, doch für mich zu wenig. Ich beschließe, meine eigenen Übungen obendrauf zu setzen. Das Laufziel mit der Kreuzkapelle gilt es schließlich zu erreichen. Es ist genau das Gegenteil von dem, was mir geraten wurde. Ich habe noch knapp 20 Tage in diesem Juni. Ich bin mir der Absurdität und Realitätsferne dieses Plans vollauf bewusst. Ich kann immer noch keine zehn Schritte frei laufen. Wie soll ich es da bis zur Kapelle schaffen? Doch ich glaube fest daran. Sprechen will ich aber mit niemandem darüber. Nicht mit meiner Frau. Nicht mit meinen Therapeuten. Es ist *mein* Plan.

Ab und zu beschleichen mich natürlich Zweifel – werde ich es schaffen? Doch ich halte an meinem Bergsteiger-Bild fest. Auch dort haben es Menschen auf Gipfel geschafft, vor allem, weil sie ihre Ausdauer als Ressource hatten – die habe ich auch.

Erst in der Nacht zuvor habe ich in »In eisige Höhen« genau das beschrieben gefunden:

Ich war mir nicht sicher, was man alles zu erreichen imstande war, wenn man nur wenig mehr als sein Ausdauervermögen in die Waagschale zu werfen hatte, aber das Ziel war hochgesteckt, und jeder Rückschlag ließ mich nur noch entschlossener werden, um wenigstens einmal einen großen Traum erfüllt zu sehen.

Earl Denman, »Alone to Everest«, Zitat aus »In eisige Höhen«

So gehe ich nun alleine auf meine Genesung zu. Hoffentlich.

Eine meiner ersten Anwendungen in dieser Woche findet in der großen Sporthalle statt. Die Übungen wirken lächerlich einfach – ich schaffe sie dennoch nicht. Mit einem Bein frei auf einer Sportmatte stehen? Für mich unmöglich. Auf einer aufgemalten Linie entlanglaufen – gibt es Schwierigeres? Ohne linke Kleinhirnfunktion. Ohne ausreichende visuelle Orientierung im Raum. Mit Schwindel im Hirn und Bewegungsstörungen auf der linken Seite. Ich torkele. Mist. Doch es kommt noch besser. Wir sollen uns Bälle zuwerfen. Das Werfen mit rechts geht zwar, das Fangen mit beiden Händen jedoch überhaupt nicht. Wenn ich zugreife, ist der Ball schon weg. Das konnte ich im Kindergarten besser. Ich muss völlig verpeilt aussehen.

Diese erste echte Rehawoche hat für mich viele Tiefpunkte. Es gilt, Abschied zu nehmen von Fertigkeiten, die ich glaubte nie zu verlieren. Ich weiß »vorher« nicht mehr, was geht oder was nicht. Immer erst »nachher«. Ich kann es nur ausprobieren. Ich bin mir meiner selbst nicht mehr sicher.

Eine weitere Anwendung findet im Bewegungsbad statt. Ich freue mich darauf. Gut, dass es eine Treppe samt Geländer für den

Einstieg gibt. Die paar Stufen ins Becken hätte ich sonst nicht geschafft. Schließlich finde ich mich im Wasser mit bunten Schaumstoff-Auftriebshilfen wieder und versuche, im flachen Becken halbwegs koordinierte Bewegungen hinzubekommen. Echt knifflig. Und zutiefst frustrierend. Ich war früher Rettungsschwimmer-Ausbilder, bis vor Kurzem Taucher und Taucherarzt. Und jetzt? Der wahrscheinlich jüngste Schlaganfallpatient, der je das Bewegungsbecken erklommen hat – ein zweifelhafter Titel.

Die letzten Minuten dürfen wir uns frei bewegen. Ich versuche zu schwimmen. Wird das noch gehen? Wieder diese bange Frage – solche kenne ich ja nun zuhauf. Zwar machen mein linker Arm und meine linke Hand nicht exakt das, was ich mir so vorstelle, aber es geht. Nun versuche ich es mit Kraulen. Auch das geht. Mir kommen meine unkontrollierbaren Einatmer in den Sinn. Kann mir das unter Wasser auch passieren? Normalerweise kann ich 90 Sekunden und länger den Atem anhalten. Und jetzt? Ich habe nur eine Möglichkeit, das herauszufinden: ausprobieren. Ich schwimme zu einer der Leitern des flachen Beckens, meine wiedergewonnene Mobilität im Wasser genießend, halte mich oben fest und tauche den Kopf unter Wasser. Luft anhalten. Schon nach 20 oder 30 Sekunden wird mein Atemreiz jedoch so stark, dass ich auftauchen muss. Viel zu früh. Aber immerhin. Und: kein unkontrolliertes Luftholen unter Wasser. Gut. Ich bin ganz zufrieden mit mir und ziehe mich am Geländer aus dem Becken. Die Therapeutin hat mich beobachtet und möchte mich eine Gruppe höher einstufen. Ist das ein Erfolg?

Lebensgefährliche Spaziergänge

Ich gehe, wie immer Wand und Aufzug nutzend, zurück auf mein Zimmer. Nach dem offiziellen Teil der Therapie möchte ich mein privates Bewegungsprogramm starten. Ich melde den Schwestern, dass ich mit meinen Nordic-Walking-Stöcken kurz rausgehe. »Bitte nicht das Gelände verlassen«, schallt es mir entgegen. Ich nicke, ohne es so zu meinen. Wenn ich kann, werde ich genau dies tun. Ich habe keine Ahnung, wie weit ich kommen werde. Schon der Gang durchs Foyer ist eine echte Wackelpartie. Jetzt die Glastür, weg von der Wand. Ich überlege, wie ich die Stöcke am besten halte. Mit links bin ich schwerfällig, ja, ungelenk. Aber es geht irgendwie. Ich entschließe mich, den Anstieg zu nehmen, der auf der linken Seite der Klinik vorbeiführt. Objektiv betrachtet, ist das halsbrecherisch. Wenn ich hinfalle, drohen innere Blutungen, was durch die Blutverdünner (Aspirin und Clopidogrel), die ich einnehme, lebensgefährlich werden kann. Doch ohne Selbstbestimmtheit möchte ich auch nicht leben.

Schon nach 40 Schritten muss ich eine Pause machen. Ich bin gerade mal am Grundstücksende vor dem Haupteingang angekommen. Der Bodenbelag wechselt. Nach ein paarmal durchatmen gehe ich weiter. Ich schaffe vielleicht 80 Meter. Zumindest den ersten Schritt in Richtung Kapelle habe ich gemeistert. Dennoch frustrierend. Aber mehr geht nicht. Ich muss ja auch wieder zurück. Entlang des Weges vor mir stehen überall Bänke. Ich kann sie mehr erahnen als sehen. Morgen gehe ich bis zur ersten oder zweiten, nehme ich mir vor. Dann sehen wir weiter.

Am nächsten Tag habe ich weniger Anwendungen. Ich mache meinen Plan wahr und stöckle bis zur zweiten Bank. Und das, ohne zu fallen. Das ermutigt mich. In der Ferne sehe ich einen Anstieg. Den will ich bald auch schaffen. Aber nicht heute. Ich setze mich, hole Harry Potter hervor und nehme eine Passage mit der Sprachmemo-Funktion des iPhones für meine Tochter auf. Ich blicke mich mehrfach um. Wenn jetzt jemand vorbeikommt und mich laut lesen hört, wird's peinlich. Doch ich mache weiter. Heute bin ich schon nach nur zwei Durchgängen mit mir zufrieden und schicke die Datei los. Wird es besser? Der Weg zurück gelingt ganz gut. Wieder falle ich nicht, auch wenn ich einige Male sehr dicht dran bin (um es mal vorsichtig auszudrücken).

Am nächsten Tag lasse ich die Anwendungen über mich ergehen, verhalte mich zurückgezogen. Zwar bin ich freundlich, suche jedoch keinen Kontakt zu meinen Mitpatienten. Halten sie mich für arrogant? Zwischen den Therapien laufe ich fast ständig mit Sonnenbrille umher. Das Wetter ist sonnig, und so kann ich zumindest ab und zu ein Auge schließen, um etwas genauer zu betrachten, ohne dass es gleich auffällt. Nachmittags hole ich mir oft einen Kaffee und einen Schokoriegel und setze mich mit Kopfhörern auf eine der Bänke vor der Klinik. Das wird mein neues Ritual. Die Songs helfen mir, meine Sicht auf die vor mir liegenden Dinge zu verändern. Einer dieser Songs macht mir deutlich: Ich muss lernen, mich von Verlorenem zu lösen, nach vorne zu schauen. Wenn ich das nicht schaffe, bleibe ich im Gestern hängen und verpasse all das Gute um mich herum:

Cause if your eye's on the ground
When the night comes down
You only see the stars when they fall like rain
Like rain
[…]
I won't run when the storm clouds come
I won't turn away

***

Wenn du auf den Boden schaust,
wenn die Nacht hereinbricht,
wirst du die Sterne nur sehen,
wenn sie wie Regen vom Himmel fallen,
wie Regen.
[…]
Ich werde nicht weglaufen, wenn der Sturm aufzieht.
Ich werde nicht wegrennen.

Auszug aus »Falls Like Rain« von Klangkarussell, veröffentlicht 2014

Mir wird klar: Ich muss nach vorne, »nach oben« schauen, um meine Fortschritte und Ziele sehen zu können. Also raffe ich mich jeden Tag aufs Neue auf. Mir geht das alles viel zu langsam. Von Tag zu Tag gibt es nur wenig spürbare Verbesserung. Vielleicht ist auch das ein »Lernmoment«. Zeit füllt sich für mich jetzt anders. Und sie fühlt sich anders an. Noch nie in meinem Leben habe ich mir so viel Zeit »für mich« genommen. Da kommen Gedanken, die ich bislang so nicht von mir kannte.

Wenn ich mit Mitpatienten rede, berichten viele davon, alles in ihrem Leben ändern zu wollen: mit dem Rauchen aufhören, abnehmen, mehr Sport, eine neue Beziehung, den Job wechseln. Ich selbst hingegen spüre keine großen Änderungswünsche. Im Gegenteil: In mir breitet sich bei dem Gedanken an mein bisheriges Leben eine große Zufriedenheit, ja Dankbarkeit aus. Ich möchte nichts Wesentliches ändern. Kleinigkeiten, klar. Doch mein Ziel ist es, mein bisheriges Leben weiterzuführen. Nicht mehr, nicht weniger. Das fühlt sich gut an. Ich beschließe, darauf aufzubauen.

Und mir ist auch klar: Es wird noch eine Weile dauern, bis ich dieses Ziel erreicht habe.

Ich bin nun in der fünften Woche nach meinem Schlaganfall, es ist Juni. Ich brauche für alles viel, viel länger als früher, bin unsicher bei Bewegungen und habe immer noch massive Sehstörungen. Selbst wenn ich bald wieder frei laufen kann, werde ich nicht mehr unter massivem Zeitdruck arbeiten können. Das heißt: Ich kann meine Tätigkeit in der Notaufnahme nicht weiterführen. Es wäre unverantwortlich, unter Handlungsdruck nicht das Optimale für einen Patienten erreichen zu können. In solchen Momenten bin *ich* die Chance des Betroffenen. Damit muss ich auch voll funktionieren. Mir ist bewusst: Das kann ich nicht mehr. Die Einsicht schmerzt, doch alles andere würde mir nicht entsprechen. »Wird schon gut gehen« ist für mich keine Option.

Auch als Fernsehmoderator für Medizinsendungen werde ich bis auf Weiteres nicht mehr arbeiten können. Als Moderator muss man auf den Punkt abliefern. Bis zu 30 Personen sind gleichzeitig an einer Studioproduktion beteiligt. Da muss alles klappen. Zudem ist geschmeidiges Bewegen vor der Kamera unerlässlich. Nur so gelingt es, Souveränität, Selbstbewusstsein und Sicherheit auszustrahlen. Das gelingt mir zurzeit nicht. Auch das kann ich also erst mal knicken. Auch hier erst mal (Sende-)Pause. Es werden noch weitere No-Gos dazukommen.

Ich beschließe, mit meinem persönlichen Bewegungsprogramm weiterzumachen. Heute soll es mit dem Anstieg klappen, den ich gestern von der Bank aus erspäht habe. Ich schnappe mir meine Nordic-Walking-Stöcke und breche auf. Das Wetter ist klasse. Ich merke, wie mich der Schwindel immer wieder dazu zwingt, mich stark auf die Stöcke zu stützen. Er ist immer noch da. Und wird es wohl auch noch eine Weile sein. Doch ich lerne langsam, mit ihm zu leben. Was bleibt mir auch übrig?

Als ich loslaufe, fällt mir eine Begebenheit ein, die knapp 25 Jahre zurückliegt. Damals war ich junger Moderator im ZDF. Die Redaktion hieß »Gesundheit und Natur«. Geleitet wurde sie von der Fernseh-Legende Hans Mohl. Er war kein Mediziner – doch die Universität Erlangen hat ihm für seine großen Verdienste um das Thema Gesundheit einen Dr. h.c. (»honoris causa«, also ehrenhalber) verliehen. Eine große Ehre, auf die mein früher Förderer zu Recht stolz war. Er hat auch die »Aktion Sorgenkind« (später »Aktion Mensch«) mit ins Leben gerufen. Es war die erste Sendung, die ich im Fernsehen moderiert habe. An Ostern 1991, damals noch als Hospitant. Hans Mohl wollte das Erscheinungsbild des etwas angestaubten Formats verjüngen. Nachdem mein Erstauftritt gut geklappt hatte, wurde ich in die erlauchte Riege der Moderatoren und freien Mitarbeiter aufgenommen. Eine Art Ritterschlag, und das als Student. So habe ich es empfunden. Ich war stolz wie Oskar. Dafür musste Hans Mohl damals interne Hürden überwinden, von denen ich zunächst nichts wusste. Als er auf die Idee kam, einen Hospitanten (also mich) moderieren zu lassen, lief die zuständige Abteilung Sturm. »Das geht nicht als Hospitant. Die arbeiten nicht. Die lernen.« Hans Mohl hatte die rettende Idee: »Dann endet seine Hospitanz vor dem Tag der Aufzeichnung und fängt am Tag danach erneut an. An dem Tag dazwischen wird er freier Mitarbeiter, moderiert die Sendung und bekommt sein Honorar vom ZDF. Und am Tag darauf bin ich froh darüber, nun einen Hospitanten mit Moderationserfahrung vor mir zu haben.« So wurde es gemacht. Nachdem Hans Mohl 1993 in den Ruhestand ging (eine meiner letzten Sendungen mit ihm war »Schlag dem Schlaganfall« im Oktober 1993), haben Gunther Vogel und ich miteinander gearbeitet, von dem ich bis dahin schon viel gelernt und der sich meiner als Mentor angenommen hatte. Wir sind bis heute Freunde. Gemeinsam haben wir unter anderem die Paralympics für das ZDF porträtiert. Zunächst ich alleine in Albertville, dann gemeinsam in Barcelona, Atlanta und Nagano. Lange bevor sich der Sportjournalismus dafür interessierte. Gunther nannte seine Fernsehbeiträge damals »Die Trotz-allem-Athleten«. Wie treffend. Nun bin ich derjenige mit den Handicaps und muss sie meistern. Trotz allem eben.

Im Zuge der »Aktion Sorgenkind«-Sendungen stieß ich Anfang der 90er-Jahre auf das Schicksal der kolumbianischen Sängerin Gloria Estefan. Sie war 1990 in einen schweren Autounfall verwickelt und hatte sich massive Wirbelsäulenverletzungen zugezogen. Monatelang saß sie im Rollstuhl – mit ungewissem Ausgang. Später widmete sie dieser Zeit das Album »Into the Light«. Ich fand das damals so beeindruckend, dass ich einen ihrer Songs als Moderator zitierte, um anderen Mut zu machen (auch wenn dieser eigentlich schon vor dem Unfall entstanden war). Heute fühle ich mich von diesem Song verstanden. Er zeigt mir: Auch ich muss nun »aufstehen«. Ich muss es wahr werden lassen. Ich darf nicht aufhören, bis es geschafft ist.

Get on your feet
Get up and make it happen
Get on your feet
Stand up and take some action
Get on your feet
Don't stop before it's over
Get on your feet
The weight is off your shoulder

***

Komm auf die Beine.
Steh auf und mach es wahr.
Steh auf.
Steh auf und unternimm etwas.
Steh auf.
Hör nicht auf, bis du es geschafft hast.
Steh auf.
Das Gewicht auf deinen Schultern ist weg.

Auszug aus »Get on Your Feet« von Gloria Estefan, veröffentlicht 1990

Ich hänge diesen Gedanken nach und stelle fest, dass sie mir nun Mut machen. Ich schaffe es tatsächlich bis zum Anstieg und werde wieder übermütig. Ich verlasse den Weg und trete auf das Gras. Hier ist der Boden weicher. Ich will jetzt zehn Schritte frei laufen. Sollte ich fallen, lande ich im Gras. Ist dann halt so. Meine Nordic-Walking-Stöcke lege ich hin, da ich befürchte, ich könnte in einen hineinfallen, wenn ich sie in der Hand behalte. Nachdem ich mich gebückt habe, ist mir unfassbar schwindelig. Doch keine gute Idee? Ich atme ein paarmal durch. Und laufe los. Ein Schritt, zwei, drei, vier. Ich bin selbst überrascht, dass es klappt. Ich schaffe die zehn und lege noch ein paar drauf. Mein Blick ist fest auf einen Baum in der Ferne gerichtet. Ich stehe immer noch. Jetzt fällt mir jedoch mein Denkfehler auf. Ich bin nicht im Kreis gegangen. Meine Nordic-Walking-Stöcke liegen etwa 15 Meter entfernt im Gras. Mist. Ich mache mich auf den Rückweg. Es klappt. Ich bin stolz. Auf 30 Meter wackliges Gehen. Das erinnert mich an meine ersten Gehversuche mit einem Jahr. Laut meinen Eltern habe ich mit einem Teewagen laufen gelernt. Ich habe mich daran hochgezogen, dann ist der Teewagen losgerollt. Mir blieb nichts anderes übrig, als zu laufen oder zu fallen. Ist es heute nicht auch so? Es fehlt nur ein Teewagen. Obwohl, wenn ich den Rollator angenommen hätte, wäre selbst der wieder dabei gewesen. Ist er aber nicht. Ich bereue es nicht. Alles hat seine Zeit. Die des Teewagens ist vorbei.

Ich nehme die Nordic-Walking-Stöcke und erklimme den restlichen Anstieg. Es sind nur ungefähr 300 Meter. Vorbei an einem Kneipp-Becken aus früheren Tagen und einem Trinkwasserbrunnen. Als ich oben ankomme, bin ich total erschöpft, aber glücklich. Ich habe Rückenschmerzen durch den noch unrunden Bewegungsablauf. Der Weg mündet in eine wenig befahrene Straße. Von hier aus kann ich sie sehen: die Kreuzkapelle. Die Hälfte des Weges habe ich geschafft.

Hier oben gibt es keine Bank. Ich setze mich ins Gras. Muss durchatmen. Gleich wieder zurück. Ich habe später noch Hippotherapie. Mühsam richte ich mich auf und mache mich auf den Rückweg. Ich falle nicht. Die letzten Meter nehme ich meine Nordic-Walking-Stöcke in die linke Hand. Ich laufe frei den Weg von der Straße in Richtung Eingangstür. Ein gutes Gefühl, auch wenn mich einige meiner Mitstreiter verwundert ansehen. Es verunsichert mich, doch ich muss lernen, damit klarzukommen. Es fühlt sich so ähnlich an, wie im Studio oder auf der Bühne zu laufen, wenn man weiß, dass viele Augen auf einen gerichtet sind. Nur bin ich heute nicht bühnengerecht gekleidet – kurze Bermuda-Jeans, Turnschuhe und ein verwaschenes Piraten-T-Shirt aus Jamaika mit der Aufschrift »Drink more rum«.

Ein Bus holt unsere kleine Gruppe ab. Wir sind nur zu dritt. Zwei Patientinnen und ich. Beide leiden unter Multipler Sklerose und waren schon mehrfach hier. Ich erfahre, dass die Hippotherapie begehrt ist. Ich frage mich kurz, ob ich dann meinen Platz vielleicht abtreten sollte – und bin im Nachhinein froh, es nicht getan zu haben.

Zum ersten Mal überhaupt verrate ich, dass ich eigentlich Arzt bin. Von meiner Tätigkeit im Fernsehen oder als Manager erzähle ich nichts. Es ist für viele Menschen so weit von ihrer Lebenswirklichkeit entfernt, dass es komisch, ja angeberhaft rüberkommen kann. Obwohl ich es nicht so meine. Es kommt wie erwartet: Von diesem Moment an werde ich immer wieder um Rat oder eine medizinische Einschätzung gebeten. Ich trage dann etwas bei, so gut ich kann. Doch im Moment bin ich es, der Hilfe braucht. Wir fahren knapp zehn Minuten zu einem Reiterhof in der Nähe. Er liegt unterhalb »meiner« Kreuzkapelle. Jetzt bin ich dankbar, dass ich so viel geübt habe. Ich muss mich frei bewegen. Der freundliche ältere Herr, der den Bus fährt, scheint zum Inventar zu gehören. Er hat für jeden ein freundliches Wort übrig. Etwas irritiert fragt er mich, warum es denn wohl einen so jungen Menschen wie mich erwischt hat. Ich frage ihn, was er damit meine. »Sie sind doch höchstens Ende 30.« Ich weiß, dass es ein bisschen geflunkert ist, freue mich aber dennoch.

Kurz darauf wird mir schlagartig klar, dass der einzige Grund, warum ich nun auf diesem Reiterhof stehe und nicht künstlich beatmet im Koma auf einer Intensivstation liege, meine körperliche Fitness ist. Mein halbwegs gesundes Leben in den letzten Jahren hat mich zwar nicht vor diesem Schlaganfall mit all seinen Konsequenzen schützen können, aber es hat mir eine gute Chance auf weitgehende Genesung beschert. Ich gebe zu, dass ich Prävention so noch nie begriffen habe. Sie kann nicht nur vor Ereignissen schützen, sondern auch dazu beitragen, diese besser zu überstehen.

Ich bin ein religiöser, ja gläubiger (doch wieder dieses Adjektiv) Mensch, aber hadere nicht mit Gott. Hunderte Lauf-Kilometer im Mainzer Wald habe ich mit meiner Jogging-Partnerin und Pfarrerin Angela Rinn über göttliches Wirken diskutiert. Sie vertritt die Auffassung, Gott würde aktiv ins Leben eingreifen, Dinge geschehen lassen – oder eben nicht. Ich glaube das nicht. Ich denke, Gott schenkt einem eine bestimmte Sicht auf Dinge, die dann für einen zu einem persönlichen Wunder werden. Wie ein Regenbogen, den Hunderttausende über der Stadt sehen, der für mich in diesem Moment aber einen Neuanfang repräsentiert. Ich denke, dass es Noah so gegangen ist, als er aus der Arche ausgestiegen ist. Der Regenbogen signalisierte ihm: Alles wird werden. Ein objektiv fassbares Ereignis als subjektives Wunder.

Durch diese Sicht muss ich mich nicht fragen, warum mir das passiert ist. Es ist eben passiert. Gott greift nicht ein. Es ist der Preis des freien Willens. Meine Eltern würden dieser Sicht vehement widersprechen (sie sind sehr gläubig), meine Jogging-Partnerin sowieso.

Der Tribut dieser Einschätzung ist jedoch ein gefühlter Kontrollverlust. Ich kann mich nicht darauf verlassen, beispielsweise durch weniger Stress einen neuen Schlaganfall zu verhindern oder dank Gebet verschont zu werden. Scheiße passiert – mir ist sie passiert. Das Einzige, was in meiner Hand liegt, ist das, was ich daraus mache. Und sei es nur, dass ich zukünftig als Arzt meine Patienten in schweren Lebensabschnitten besser verstehe. Denn so schlimm meine aktuelle Erfahrung auch ist, sie hat mir auch neue Sichtweisen ermöglicht. Die persönliche – körperliche wie psychische – Situation eines einzelnen Patienten muss bei der Behandlung im Mittelpunkt stehen. »Individualisierte Medizin« nennt man das. Ein verheißungsvoller Begriff – leider läuft er oft ins Leere. Aus Zeitmangel. Aus Unwissenheit. Vielleicht auch aus Angst, sich als Arzt zu sehr auf seinen Patienten einzulassen und dann von dessen Schicksal mehr berührt zu werden. Mein fester Vorsatz an diesem Tag: Ich möchte das zukünftig von mir verlangen.

Darin einen Sinn des Schlaganfalls zu erkennen wäre aber zu viel. Meine Frau zitiert immer gerne den Ausspruch vom »Menschen als Sinn suchendem Wesen«. Da ist was dran. Wir neigen dazu, alles erklären zu wollen, in allem einen »Sinn« erkennen zu wollen, weil uns das ermöglicht, Strukturen und Regeln abzuleiten, denen wir folgen können und die uns Sicherheit verheißen. Mir fällt Herbert Grönemeyer und sein Lied »Chaos« ein – hier auf dem Reiterhof:

Theorien verblassen, die Propaganda ist platt,
nichts gilt mehr, die Kirche schachmatt.
Die Welt reißt das Tor auf, da lähmt jedes Geschwätz,
Durcheinander wird Gesetz.
Grenzen aus den Angeln, die klare Linie dahin.
Alles im Fluss, das Wilde gewinnt.
Die Kulturen toben, Denkzentralen unter Schock,
Antworten laufen Amok.
Wir hauen uns ohnmächtig auf die Köpfe,
stellen uns einfach blind.
Räume werden enger,
jede Ordnung verschwimmt.

Auszug aus »Chaos« von Herbert Grönemeyer, veröffentlicht 1993

Auch meine Räume sind enger geworden. Viel enger. Von hundert auf null in ein paar Augenblicken. Ohne Vorwarnung. Auch meine Ordnung ist verschwommen. Ich höre diesen Song von nun an unzählige Male in der Sonne vor der Klinik. Finde mich darin wieder.

Wie gesagt, ich denke: Scheiße passiert. Kann man nichts machen. Jetzt sehe ich, wie die erste Mitpatientin, die sonst meist im Rollstuhl sitzt, auf das Pferd steigt – ihr wird hinaufgeholfen. Was nun geschieht, ist für mich mehr als bemerkenswert. Während das Pferd geführt wird und losläuft, passen sich ihre sonst unrunde Körperhaltung und Bewegung dem Rhythmus des Tieres an. Sie hat zu Beginn zwar Angst, wirkt verkrampft, liegt mehr, als sie sitzt, doch das bessert sich. Die Bewegung in der Reithalle tut ihr gut. Nach einiger Zeit führt die Therapeutin sie ins Freie. Ich staune.

Aus einer Unterhaltung mit der jungen Mitpatientin weiß ich, dass sie alleine lebt und ihren Alltag möglichst auch alleine bewältigen möchte. Ihre Eltern haben Schwierigkeiten damit. Sie befürchten, ihr könne in den eigenen vier Wänden etwas passieren. Verständlich. Vor ein paar Wochen hätte ich wohl auch so gedacht. Heute kann ich es nachvollziehen. Es geht dieser jungen Frau um ihr Leben, um ihre Selbstbestimmtheit. Um ihre Ziele. Um ihr Wollen. Andere gehen tauchen, kaufen sich tolle Autos oder nehmen die schwarze Piste auf Skiern im Urlaub – und werden dafür bewundert. Und diese junge Frau? Sie ist dafür zu bewundern, dass sie es schaffen will. Alleine. Ihre schwarze Piste heißt eigene Wohnung. Ihr Tauchen ist es, alleine einkaufen zu gehen.

Auf diesem Reiterhof gehen mir viele Dinge durch den Kopf, die mich demütig werden lassen. Ich merke, dass sich meine Werte durch das Durchleben der eigenen Schwäche verändern. Ist das gut? Meine Ordnung verschwimmt. Ich erinnere mich an einen Lauf mit meinem Sohn vor einigen Jahren. Eine ältere Dame ging offensichtlich unsicher durch den Wald. Sie hatte einen großen Hund an der Leine. Mein Sohn fragte mich, ob man ihr den Hund nicht eigentlich verbieten oder wegnehmen solle, das sei doch zu gefährlich. Ich habe damals widersprochen und entgegnet: »Nein, wenn es ihr Wunsch ist, mit diesem Hund durch den Wald zu gehen, und sie sich der Konsequenzen bewusst ist, dann ist das für mich völlig in Ordnung. Ich würde auch lieber im hohen Alter im Wald stürzen und daran sterben, als im Bett dahinzusiechen.« Heute bin ich der Mensch, der sich – um beim Vergleich zu bleiben – den Hund nicht wegnehmen lässt.

Als großer Anhänger der evidenzbasierten, also beweisgestützten Medizin bin ich ein Verfechter von Studien und ständigen Lernprozessen, um Diagnostik und Therapie weiter voranzubringen. Klar wird mir jedoch nun am eigenen Leib, was ich in einem Vortrag mal »Evidenzbasierte Medizin – warum der Goldstandard nicht immer glänzt« genannt habe. Mein altes Gymnasium in meiner Heimatstadt Weilburg hatte mich eingeladen. Wie wir durch Studien und Untersuchungen die medizinischen Erkenntnisse voranbringen, wissen wir heute sehr gut. Ein unschätzbarer Wert. Doch die evidenzbasierte Medizin fordert ausdrücklich auch, die therapeutischen Erfahrungen und Wünsche des Betroffenen einzubeziehen. Zum Beispiel die der jungen Frau auf dem Pferderücken, die hierherkommt, um mehr Kraft für ihren selbstbestimmten Alltag zu sammeln. Es ist gut zu wissen, wie wir ein Ziel optimal erreichen, hier also diese junge Frau durch einen Pflegedienst vor Unfällen in der Wohnung schützen. Doch ob dieses Ziel für diese Frau auch einen Wert hat oder es für sie übergeordnete Ziele, wie Selbstbestimmtheit, gibt, läuft Gefahr, einfach unterzugehen. So wie der Blinde am Straßenrand, den ein freundlicher Passant ungefragt am Arm packt und sicher über die Straße führt. Ziel erreicht. Doch eben nur das des Passanten, nicht das des Blinden: Der wollte die Straße gar nicht überqueren. Diese Frau auf dem Pferd: Ihre Eltern und ihr Umfeld sehen wahrscheinlich Sicherheit und das Vermeiden von Verletzungen als oberste Priorität an. Aber das ist nicht das primäre Ziel der jungen Patientin: Sie will alleine leben können, solange es geht. Sie nimmt das Risiko in Kauf, dabei zu stürzen. So wie Taucher die Möglichkeit eines schweren Tauchunfalls auf sich nehmen. So wie Skifahrer den Sturz auf der schwarzen Piste einkalkulieren. Was ist vernünftiger?

Ich möchte später versuchen, das in meinem Umgang als Arzt mit meinen Patienten zu beachten. Ich versuche als Erstes, meine Patienten zu verstehen, und frage sie, was sie denn wollen. Erst dann schlage ich Optionen vor. Das kann der Rheumabetroffene sein, der trotz gegenteiliger Lehrmeinung einmal pro Woche joggen möchte. Dann müssen ihm halt höher dosierte Schmerzmittel dabei helfen. Das kann der 80-jährige Mann mit leichter Leberzirrhose sein, der seit 40 Jahren mit seinen Freunden einmal pro Woche einen Wein trinken möchte – dann soll er es halt tun. Ich erinnere mich gut an einen älteren Herrn, der knapp ein Jahr nach meinem Schlaganfall zu mir kam. Er sagte: »Ich bin jetzt Mitte 60. Ich will noch möglichst zehn gute Jahre haben, nicht auf alles verzichten müssen. Ich will nicht 80 oder älter werden. Können Sie mir dabei helfen?« Ich musste nicht überlegen. Ich habe als Arzt nichts zu verbieten. Mein Patient legt die Richtung fest. Mein Selbstverständnis ist: Ich habe zu ermöglichen, drohende negative Konsequenzen aufzuzeigen und diese möglichst gering zu halten, so es sich mit dem Berufsethos vereinbaren lässt.

Generalist sein heißt für mich, den ganzen Menschen zu sehen, nicht nur seine Laborwerte. Tatsächlich rücken in den letzten Jahren die Wünsche der Betroffenen stärker in den ärztlichen Fokus. Viele Behandlungsmethoden gehen inzwischen darauf ein.

Mir selbst wurde während meiner gesamten Genesung kein einziges Mal die Frage gestellt: »Was möchten Sie denn?« Immer hatte mein therapeutisches Gegenüber ganz klare Vorstellungen, was das Beste für mich sei.

Meine erste Reitstunde

Nun bin ich dran. Meine erste Reitstunde. Ich komme recht gut aufs Pferd. Bei mir dauert es jedoch deutlich länger, bis ich den Rhythmus des Tieres auf- und annehmen kann. Passt irgendwie. Ich habe Schwierigkeiten, die Dinge einfach so anzunehmen. Doch es tut mir gut. Ich merke es sehr schnell. Vor allem daran, wie meine linke Seite reagiert. Viele Automatismen sind durch den Schlaganfall zerschossen worden. Einer davon: die gegenläufige Bewegung von Armen und Beinen. Das machen wir normalerweise automatisch. Ich nicht mehr. Auf dem Pferd gewinne ich ein Gefühl davon zurück. Meine Arme schwingen mit. Anfangs noch bewusst gesteuert, dann ganz von alleine. Auch meine Rumpfmuskulatur lockert sich. Meine Therapeutin führt das Pferd aus der Halle. Die Feldwege dahinter bieten schöne Tourmöglichkeiten. Kaum dass wir unterwegs sind und ich mich halbwegs sicher auf dem Tier fühle, erschrecken Spaziergänger unbeabsichtigt das Pferd. Es wird unruhig. Nach ein paar Sekunden ist alles wieder gut. Ich sitze noch oben – wenn auch etwas schräg und mit schiefer Sonnenbrille auf der Nase. Meine Therapeutin ist besorgt und entschuldigt sich: »Geht's Ihnen gut? Das passiert sonst nie. Jetzt setzen wir Sie erst mal wieder richtig hin.« Auf mich wirkt das Ganze eher harmlos. Ich lächle sie an und sage betont lässig: »Alles okay.« Ihre Antwort überrascht mich: »Sie würden ja auch noch *Alles okay* sagen, wenn Sie quer unter dem Sattel hingen.« Sie hat meinen Narzissmus durchschaut.

Ich klettere vom Pferd. Nun ist die nächste Patientin dran. Sie kann gleich ins Freie, da sie diese Anwendung schon mehrfach durchlaufen und eine Beziehung zu Pferden hat.

Auf dem Rückweg im Bus unterhalten wir uns. Mich beeindruckt, wie die beiden Frauen in die Zukunft schauen. Beide wissen, dass die Multiple Sklerose ihr Leben dauerhaft beeinflussen wird. Es schlimmer werden wird. Im besten Fall lassen sich die Nervenschäden aufhalten, doch nur wenige der einmal verlorenen Fähigkeiten kehren zurück. Sie haben beide einen Weg gefunden, ihr Schicksal anzunehmen. Ich nehme von dieser Anwendung sehr viel mehr mit als nur die wohltuende Bewegung auf dem Pferd. Ich sage es aber niemandem. Schade, dass pro Woche nur eine Doppelstunde angeboten werden kann. Zurück in der Klinik, schaue ich mir meine Laborwerte an und messe

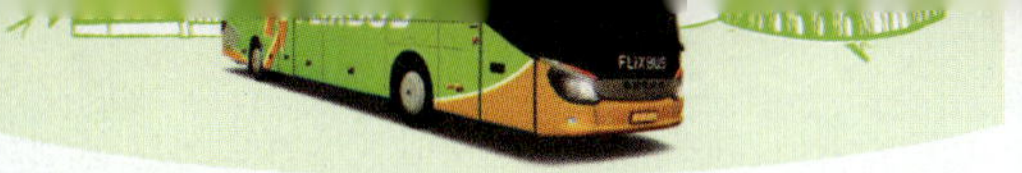

Thalia Bücher
Trier Galerie
Fleischstraße 62-65
54290 Trier
Tel. +49 651 96799480
Fax. +49 651 967994810
thalia.trier-galerie@thalia.de

Quittung

Wie ein Wunder
9783963400605 18,00 1

SUMME (1) € 18,00

Bar € 20,00

Rückgeld € -2,00
Betrag enthält 1,18 € MWSt:
1: 7% = 1,18 Netto: 16,82

Steuernummer: 321/5800/0031
Ust-Idnr.: DE812277765

Kassierer: 18235 Kasse: 00001
LadeNr: 0002 BonNr: 00847
Datum: 05.04.19 Uhrzeit: 17:49

Partnerkarte 2408935756043

Vielen Dank für Ihren Einkauf!
Bitte beachten Sie unsere
aktuellen Sonderangebote

selbst den Blutdruck – beides gefällt mir noch nicht. Als Arzt mit einer internistisch-allgemeinmedizinischen und kardiologisch fokussierten Ausbildung fühle ich mich dabei zu Hause. Ich erhöhe mir selbst den Cholesterinsenker und passe die Kombination meiner Blutdruckmedikation an. Die neurologischen Kollegen lassen ihren schwierigen Patienten zwar gewähren, doch stimmen sie sich nicht mit mir ab. Später werden sich zahlreiche Fehler im Entlassbrief finden. Es ist für mich wie sie eine herausfordernde Situation. Mir fehlt ihr Verständnis, mir fehlt ein offenes Fragen – vielleicht wirke ich dafür aber auch zu schroff.

Meine Kinder sagen, ich könne mit gelassen freundlichen, wohlgewählten Formulierungen sowie einem Lächeln auf den Lippen meinem Gegenüber das untrügliche Gefühl vermitteln, dass er ein Vollidiot sei. Jetzt kann ich selbst das nicht mehr. Ich überreagiere oft, bin dünnhäutig und interpretiere vieles als Angriff. Doch es wäre auch zu leicht, die Schuld für dieses Verhalten ausschließlich in der eigenen Psyche zu suchen. Auch das Umfeld agiert und reagiert. Da kommt eines zum anderen: überforderter Arzt. Überforderter Arzt-Patient (ich). Keiner da, der vermitteln könnte. Ich komme nicht damit zurecht, so anders wahrgenommen zu werden, als ich es gewohnt bin. Nicht als Kollege, sondern als seltsamer Patient. Ich kann nur vermuten, dass es meinen Kollegen ähnlich ergeht. Sie kommen nicht damit zurecht, dass ihr Patient ihre Ratschläge hinterfragt – und sie nur dann umsetzt, wenn er sie für richtig hält.

Beim Schreiben dieser Zeilen höre ich eine Liedzeile der Band London Grammar. Schon beim ersten Hören wird mir klar: Ja, genauso ging es mir auch.

All that we are, all that we need
They're different things.
Oh maybe what we are and what we need
They're different things.

Do you realize again, you chased an idea,
healed an earth behind some broken creature.

***

Das, was wir sind, und das, was wir zum Leben brauchen,
sind völlig verschiedene Dinge.
Vielleicht hat beides nichts miteinander zu tun.
Erkennst du es endlich? Du bist einer Traumvorstellung hinterhergejagt.
Du hast dir eine heile Welt hinter einer gebrochenen Gestalt vorgestellt.

Auszug aus »Non Believer« von London Grammar, veröffentlicht 2017

Will ich zu viel?

Immer noch ist die Ursache meines Schlaganfalls unklar. Am Wochenende schicke ich das 30-Tage-EKG an die Uniklinik in Mannheim zurück. Der nächste Tag bricht an. Mein reguläres Programm sieht lediglich eine Walking-Runde um die Klinik herum vor. Ich nehme mir aber vor, heute die Kreuzkapelle zu erreichen. Eigentlich totaler Quatsch. Doch selbst ganze Volksgruppen nehmen in Zeiten übermächtiger Bedrohungen, vermeintlicher Ungerechtigkeit und schlechter Zukunftsaussichten ein trotziges Verhalten für sich in Anspruch. Als Beispiel seien die Koreaner genannt. Dort hat diese Verhaltensweise sogar einen Namen, »Han«. Wenn Nationen das dürfen, warum darf ich das dann nicht?

Ich mache mich auf den Weg. Die Sonne scheint herrlich. Ich schaffe tatsächlich wieder den Anstieg und fühle, dass es klappen kann. Ich überquere die kleine Straße und laufe in der Allee auf die Kapelle zu. Die Aussicht ist grandios. Es geht ein leichter

Wind. Doch immer, wenn mir ein Auto entgegenkommt, werde ich unsicher, gerate ins Wanken und weiche auf das angrenzende Gras aus. Der unebene Boden macht mir das Balancieren schwer. Da ich nicht wie ein Betrunkener wirken oder in ein Auto fallen möchte, stelle ich mich schon beim ersten Motorengeräusch an den Rand und schaue scheinbar interessiert dem Wagen nach. So habe ich genügend Zeit, den richtigen Stand zu finden. Wieder einmal wird mir das dünne Eis bewusst, auf dem ich unterwegs bin. Da darf wirklich nichts schiefgehen. Eine plötzliche Irritation und ich falle um. Ich gehe weiter, erreiche die Mauer der Kapelle und lasse mich auf eine Bank fallen. Ich bin völlig geschafft. Schockierend, was ein paar Wochen Schlaganfall-Folgen aus mir gemacht haben. Ich esse mein mitgebrachtes Bounty und genieße die Aussicht. Mit einem Auge. Ich bin zu müde, um auch nur in Ansätzen kein Doppelbild hinzubekommen. Es sieht wirklich toll aus. In der Ferne rauscht ein ICE vorbei. Dort muss auch die A 3 liegen. Wie oft bin ich auf ihr unterwegs gewesen.

Mir kommt das Thema Autofahren in den Sinn. Ich weiß, dass ich nach einem Schlaganfall mindestens drei Monate nicht fahren darf. Ein epileptischer Anfall könnte mich ereilen und ich dadurch einen Crash verursachen. Mir wird bewusst, dass ich ohnehin nicht werde fahren können, solange ich diesen »Knick in der Optik« habe. Auch die neuropsychologischen Tests müssten ein »Go« attestieren und ein Neurologe ebenfalls. Dies alles liegt noch in weiter Ferne. Fahrradfahren vielleicht? Zumindest nicht im Moment. Hier wird mir mein Gleichgewichtssinn wahrscheinlich einen Strich durch die Rechnung machen. Bleibt also nur das Laufen. Mist.

Ich stehe auf und laufe einige Dutzend Meter frei über den Rasen zwischen Kapellenmauer und Weg. Es klappt. Ein Glücksgefühl breitet sich in mir aus. Meine Anstrengungen scheinen sich zu lohnen.

Mit meinen Nordic-Walking-Stöcken gehe ich zurück zur Klinik. Bergab ist es leichter. Pünktlich zur Ergotherapie bin ich da. Mir gefallen besonders die Geschicklichkeitsspiele. Es gilt, mit der beeinträchtigten Hand Gebilde aus Holzklötzen zu errichten – beispielsweise auf einer schwankenden Unterlage. Ich kann meinen eigenen Fortschritt messen.

Vor der Anwendung unterhalte ich mich mit einer jungen Frau. Sie hat einen kahl rasierten Schädel mit einem langen Pflaster. Die Folge einer Tumoroperation. Sie ist Mutter und erzählt mir ihre Geschichte. Ich merke: Man kommt sich schnell nahe, wenn man Ähnliches erlebt hat. Sie kann beide Hände nur eingeschränkt bewegen. Ihr Ziel ist klar: Sie möchte für ihre Familie wieder kochen können. Mir kommen fast die Tränen. Ich bin viel emotionaler geworden, auch das merke ich. Eigentlich bin ich mehr der Unemotionale, der Belastendes erst mal zur Seite schiebt, bis Zeit dafür ist. In der Notaufnahme hat mir das immer geholfen. Jetzt ist es anders.

Gleichzeitig frage ich mich: Will ich zu viel? Bin ich zu ehrgeizig? Ich weiß es nicht. Eine Optikerin, die ich aus der Wasseranwendung kenne, ist auch da. Sie ist Handwerksmeisterin, hat mit ihren Händen komplizierteste Linsen geschliffen. Sehr filigran. Sehr knifflig. Nun ist das dahin, ihr Können erst mal futsch. Beide Hände sind feinmotorisch eingeschränkt, zittern. Dennoch ist sie hier und will in ihren alten Beruf zurück. Dafür kämpft sie. Wie ich.

Ich schleppe mich in mein Zimmer. Ich bin kaputt von meinem Kreuzkapellenweg. Etwa sechs Kilometer auf Nordic-Walking-Stöcken. Vor knapp einer Woche habe ich nicht mal zehn Schritte geschafft. Voller Enthusiasmus maile ich meine Fortschritte auch diese Woche an die Kollegen. Ich habe immer noch nicht begriffen, dass sie mich längst abgehakt haben. Das ist im Nachhinein hochinteressant: Ich bin immer davon ausgegangen, dass es nur auf meine Genesung ankommt. Mir ist nie auch nur in den Sinn gekommen, dass meine Umwelt später an mir zweifeln könnte. Vielleicht ist das ein Segen gewesen. Wäre mir diese Erkenntnis während der Reha gekommen, hätte sie mich noch mehr Substanz, mindestens aber viel Motivation gekostet.

Ich habe zwar einen Fernseher auf meinem Zimmer, doch Fernsehen macht mir nach wie vor keinen Spaß. Im Liegen sind die Doppelbilder besonders ausgeprägt. Kommt abends nur ein wenig Müdigkeit hinzu, ist es vorbei. So höre ich Hörbücher – und viel Musik.

Für den nächsten Tag steht mein Plan fest: wieder zur Kreuzkapelle. Diesmal mehr frei laufen. Für meinen ersten Aufstieg habe ich weit über eine Stunde gebraucht. Das muss nun schneller gehen. Ich lade mir eine kostenfreie Lauf-App auf mein iPhone. Damit kann ich meine Zeit stoppen und gegen mich selbst antreten.

Nach dem Frühstück gehe ich meinen Therapieplan durch und überlege, wann ich wieder loslaufe. Über Mittag kann es gehen – dann eben kein Mittagessen. Die Stunden ziehen sich endlos. Als sich das ersehnte Zeitfenster öffnet, gehe ich los. Die App lässt sich einfach bedienen. Nun wird sich zeigen, wie schnell ich wirklich bin. Nach etwa 60 Minuten bin ich an der Kreuzkapelle. Ich laufe noch eine Schleife, dann sind es genau drei Kilometer. Also 20 Minuten pro Kilometer. Die Zeit ist total unterirdisch, das weiß ich selbst, aber nun kann ich mich nach vorne bewegen. Messbar. Das macht mir Mut. Ab jetzt ist es ein Wettbewerb gegen mich selbst. Oben angekommen, setze ich mich wieder auf die Bank neben dem steinernen Tor der Kapelle. Es wird meine kleine Tradition. Jeden Tag. Ich hole den mitgebrachten Harry-Potter-Band hervor und lese meiner jüngsten Tochter per Sprachmemo einige Seiten vor. Dann bin ich bereit für den Abstieg. Ich schaffe ihn in ungefähr 50 Minuten. Ich kann nicht umhin: Ich bin stolz. Ich werde schneller. Auch wenn es nur bergab war.

Ich kann in ein Einzelzimmer im obersten Stock umziehen. Ich verabschiede mich von meinem netten Zimmernachbarn. Wie sein Weg weiterverlaufen ist, werde ich nicht erfahren. Ich hoffe, gut.

Mein Einzelzimmer ist ein echtes Privileg. Die erste Visite einer mir unbekannten Oberärztin verläuft jedoch etwas überraschend. »Sind Sie der Herr mit der Basilaristhrombose?« Diese Form eines Schlaganfalls ist besonders gefährlich und hinterlässt in den allermeisten Fällen schwerste Behinderungen – so der Patient überhaupt überlebt. Ich meine, ihr die Verwunderung anzumerken, womöglich denkt sie: »Das kann doch unmöglich der Patient mit dieser schlimmen Prognose sein.« So banal es klingt: Diese Kleinigkeiten tun mir gut! Ich stehe wieder angelehnt neben dem Schreibtisch. Darauf mein Laptop. Daneben Therapie-Knete für meine linke Hand. Ich selbst wieder in Bermuda-Jeans, T-Shirt samt Turnschuhen. Noch tief gebräunt von meinem Sitzen in der Sonne vor der Klinik. Ich spüre, dass mir etwas gelingt, von dem die Band Sub7even singt. Ich kann meinen Schmerz, meine Abschiede, meine Beschwerden von mir fernhalten. Sie »einfrieren«, mich gleichsam von außen betrachten:

I'm just the weatherman
I make the sun, wind, rain and the colourful rainbow
I am a lucky man
I can freeze my pain if I feel that way
I have my own way to go against the world
I'm able to dream of mountains full of dream
The shall have my wish that all my dreams come true

***

Ich bin der Wetter-Macher,
ich erschaffe die Sonne, den Regen und selbst den strahlenden Regenbogen.
Ich bin ein glücklicher Mann.
Ich kann sogar meinen Schmerz einfrieren, wenn ich ihn empfinde.
Ich habe meinen eigenen Weg gefunden, gegen die Welt anzugehen.
Ich kann ganze Berge voller Träume wahr werden lassen.

Auszug aus »Weatherman« von Sub7Even, veröffentlicht 2000

Ich erlebe zwar die Dramatik meiner Situation, doch irgendwie kann ich sie immer mal wieder von mir abspalten. Genau wie in dem Song beschrieben. Mich erholen. Mich wie von außen betrachten. Bei Kaffee und Bounty. Nein, ich sehe wohl wirklich nicht aus wie jemand, der vor etwa fünf Wochen dem Tod viel näher als dem Leben war.

Die Kollegin kennt weder mich noch meine Situation. Nur die Akten. Mir ist es nahezu egal. Ich habe längst gelernt, mit mir selbst klarzukommen. Nicht überraschend, wenn man so viel Zeit alleine verbringt. Vielleicht ist das ein Aspekt der Angst vieler Menschen vor Krankenhausaufenthalten: Man wird auf sich selbst und seine Gedanken zurückgeworfen.

Mir wird immer klarer: In der Rehaphase sind gute Therapeuten viel wichtiger als Ärzte. Ich habe das Glück, viele davon zu haben. Mein Sporttherapeut ist ein hervorragendes Beispiel. Er fördert durch Fordern. Ein anderes Beispiel ist eine Physiotherapeutin, die mir Aufgaben zumutet, die mich echt an die Grenzen führen. Das brauche ich. Auch ein junger Ergotherapeut bringt mich wirklich weiter.

Am Wochenende darf ich erneut nach Hause. Für mich ist das pures Krafttanken. Übermütig geworden durch meinen Kreuzkapellen-Erfolg, nehme ich mir vor, ein neues Fahrrad zu kaufen, um ein oder zwei Wochen später damit üben zu können. Zumindest hoffe ich das. Denn noch könnte ich das nicht. Das ist schon wieder so ein echter Blödsinn. Mit nahezu fehlendem

Gleichgewichtssinn und zwei Blutverdünnern denke ich übers Fahrradfahren nach. Ich kann im Geschäft das Rad noch nicht mal Probe fahren. Doch der Verkäufer gibt sich alle erdenkliche Mühe und berät mich hervorragend. Ich merke mir seinen Namen und kaufe später mehrere Räder für unsere Familie bei ihm. Ich will wieder selbstständig sein. Am Laufen arbeite ich schon hart. Jetzt muss Stufe II kommen.

Bis es so weit ist, laufe ich mit meinen Nordic-Walking-Stöcken und Sonnenbrille in den Ortskern des Mainzer Stadtteils Gonsenheim und versuche einzukaufen. »Versuche« beschreibt es ganz gut. Mir fehlt so dermaßen das Gefühl für den Raum, dass ich in unserem kleinen Lebensmittelgeschäft »Der gute Nachbar« einiges umschmeiße oder fallen lasse. Die Mitarbeiter sind sehr nett, fragen sich aber bestimmt, was mit mir wohl los ist. Gleiches erlebe ich auf der Post. Ich habe mein 30-Tage-EKG artig in einen gefütterten Umschlag gesteckt und möchte es nun zurück nach Mannheim schicken. Beim Bezahlen zittert meine linke Hand so stark, dass mir Kleingeld auf den Boden fällt. Ich bücke mich, um es aufzuheben, erleide dabei aber sofort eine unfassbare Schwindelattacke und falle auf den Boden. Mitkunden eilen mir zu Hilfe. Gibt es etwas Peinlicheres? Ja. Und auch das wird mir nicht erspart bleiben. Sie werden noch davon lesen.

Es wäre eine totale Übertreibung, so zu tun, als würde es nach meinen lebensentscheidenden Tagen auf der Stroke-Unit immer nur aufwärts gehen. Wohl Dutzende Male bin ich in der Wahrnehmung meiner Umgebung der »Volltrottel«. Zumindest fühle ich mich so. Da ich mir das zumuten will, sind auch die Rück- und Ratschläge nicht weit. Ich muss lernen, mit beidem umzugehen.

Mit Rückschlägen umgehen

Bei uns zu Hause ist meist offenes Haus. Freundinnen und Freunde unserer Kinder sind zu Besuch. So auch an diesem Wochenende. Da ich ja nun halbwegs im Haus zurechtkomme (auch das ist geschönt), macht mir das wenig aus. Eine Freundin meiner jüngsten Tochter Mirja wird abgeholt. Meine Frau und ich unterhalten uns noch mit der Mutter. Sie fragt ganz direkt, wie es mir geht. Ich antworte ehrlich. Sie sagt etwas sehr Richtiges. »Sei froh, dass du Sportler bist. Da hast du gelernt, mit Rückschlägen umzugehen – das wirst du brauchen.« Dieser Satz beschreibt meine Situation sehr genau.

Ich bin es gewohnt, mir selbst viel zuzumuten. So möchte ich sein. Mich hat das immer nach vorne gebracht. Ehrgeiz?! Als ich noch beim ZDF arbeitete, erkrankte der damalige Redaktionsleiter und *PRAXIS*-Moderator für mehrere Wochen. Der Hauptredaktionsleiter bat mich – mein Freund Gunther Vogel hatte es ihm vorgeschlagen –, *PRAXIS – das Gesundheitsmagazin* zu moderieren. Ich sagte zu. Eine riesige Chance, Hauptsendezeit um 21 Uhr! Große Erleichterung bei den Verantwortlichen. Was ich leider nicht bedacht hatte: In diese Zeit fiel auch das zweite Staatsexamen meines Medizinstudiums. »Wird schon«, sagte ich mir. Doch der Zufall wollte es, dass ich an einem Mittwochvormittag zuerst die Aufzeichnung einer *PRAXIS*-Sendung in Mainz (bis 12 Uhr) und mittags (ab 14 Uhr) mein mündliches Staatsexamen in Gießen zu bestreiten hatte – dazwischen lagen etwa 100 Kilometer und eine chronisch verstopfte A 5 rund um das baustellengeplagte Frankfurter Kreuz. Was sollte ich tun? Ich entschloss mich für beides. Und nahm das Motorrad, um einen Stau umfahren zu können. Morgens moderierte ich also die Sendung, sauste dann nach Gießen, zog mich in der Toilette geschwind um, kam rechtzeitig zum Examen – und bestand mit Bestnote. Abends erzielte auch *PRAXIS – das Gesundheitsmagazin* eine ziemlich gute Einschaltquote. Außer meinem Mentor

Gunther Vogel hatte ich im ZDF niemandem von diesem Wahnsinn erzählt. Man hätte mir abgeraten. Nach der guten Quote steckte es Gunther sowohl dem damaligen Hauptredaktionsleiter als auch dem Programmdirektor und späteren Intendanten. Von da an hatte ich den Ruf des »Wahnsinnigen, der irgendwie alles hinbekommt«. Ein Ruf, der mich natürlich nicht wirklich gestört hat. Sicher hätte alles auch fürchterlich schiefgehen können – ist es aber nicht.

Auf dem Weg zurück in die Rehaklinik denke ich über meine Rückschläge nach. Meinen ersten großen hatte ich auf dem Gymnasium in der neunten Klasse. Damals bin ich sitzen geblieben. Mit einer Fünf in Bio (später mein Leistungskurs mit einer Eins im Abi), einer Sechs in Englisch (ich habe später unter anderem auf Englisch in Tel Aviv studiert und englische Sendungen bei der Deutschen Welle moderiert) und einer Fünf in Latein (braucht man ja angeblich, um in Medizin gut folgen zu können). Mitten in der Pubertät musste ich damit klarkommen, ein echter Schulversager zu sein. Ein Loser. Es lag nicht an den Lehrern. Es war die Quittung für jahrelange Faulheit. An die Sommerferien vor dem Neustart kann ich mich gut erinnern. Sie waren fürchterlich. Von Angst geprägt, was kommen würde. Schließlich kam ich in eine neue Klasse – und mein Image dort war natürlich sofort klar. In dieser Zeit habe ich wohl gelernt, etwas aus einer solch verfahrenen Situation zu machen. Fünf Jahre später (1989) habe ich mein Abi mit der Note 1,4 abgeschlossen und anschließend den Medizinertest ziemlich gut gemeistert. Ich bekam sofort eine Studienplatzzusage. Später wollte ich beides: Journalismus und Medizin. Ein ratsuchender Anruf bei der Journalistengewerkschaft DJV brachte Orientierung: Lernen Sie was Vernünftiges (Medizin) und erarbeiten Sie sich den Journalismus zusätzlich von der Pike auf. Wenn Sie Talent haben, ist das die perfekte Kombination – Medizin- und Wissenschaftsjournalismus. Prägende Tage. Ich habe es so gemacht.

Viel wichtiger war aber: Ich habe damals meine heutige Frau

Antje kennengelernt. Meine große Liebe. Ab der zehnten Klasse waren wir zusammen. Klar, mit Höhen und Tiefen. Das Leben hatte ja gerade erst begonnen. War ich damals ein anderer Mensch? Nein. Ich habe mir später nur ein anderes Verhalten angewöhnt. »Non scholae, sed vitae discimus«, wie mein alter Lateinlehrer Herr Simon immer gesagt hat: Nicht für die Schule, sondern für das Leben lernen wir.

Ich sehe meinen Infarkt

Meine zweite Woche in der Rehaklinik bricht an. In meinem Einzelzimmer fühle ich mich wohl. Eine Schwester weckt mich morgens, um meinen Blutdruck zu messen. Sie legt das Stethoskop auf meinen Arm und pumpt die Manschette auf. Die Nadel schnellt nach oben. Wie hoch ist er heute? 150/90 mm Hg ist ihr Ergebnis. Ihre Stirn liegt ein wenig in Falten. Zu Recht. Ich bin auch noch nicht zufrieden. Viel besser, um einen erneuten Schlaganfall unwahrscheinlich werden zu lassen, wären Werte unter 130/85. Also heißt es für mich, weiter an der Medikation zu feilen. Das mit der Dosierung mache ich lieber selbst. Auch hier merke ich im Nachhinein: Ich kann und will nicht loslassen. In Gedanken habe ich den weißen Kittel immer noch an. Ich möchte die Kontrolle behalten. Gleichzeitig betäube ich mich mit der Sichtweise, ich wisse schließlich, dass es keine absolute Kontrolle gibt – und könne damit umgehen. Ein cleverer Selbstbetrug.

Etwas mehr als vier Wochen nach dem Schlaganfall wird es Zeit, sich ein Bild meiner grauen Zellen zu machen. Oder von dem, was davon noch übrig ist. Mit einem CT. Die Assistentin bereitet mich vor. Der befundende Kollege sitzt in Limburg. Dort habe ich in den 90er-Jahren meine ersten Schritte als Medizinstudent im Krankenhaus gemacht. Ich bin gespannt, was die Bilder zeigen werden. Mein Herz klopft. In mir steigt Angst auf. Sind neue Infarkte entstanden? Wie groß ist das abgestorbene Areal?

Zwar ist mein Interpretationsgeschick von Schädel-CT-Aufnahmen etwas eingerostet, doch was da in Grautönen über den Befundmonitor flimmert, hätte ich auch nach ein paar Vorlesungen Radiologie schon deuten können: Mein linkes Kleinhirn – und viel Gewebe in der Nachbarschaft – ist weg. Na ja, weg ist es nicht, aber viel dunkler. Die dort befindlichen Hirnzellen sind bei meinem Schlaganfall den Bach runtergegangen. Was früher mal Hirn war, wird zu Binde- und Füllgewebe umgebaut. Eine weitgehend funktionslose Masse. Lediglich an den Grenzflächen finden sich Säume aus hellerem Grau. Reste meines früheren Lebens. Reste meiner Bewegungssteuerung. Reste vieler weiterer Eigenschaften.

Dieses »schwarze Loch« in meinem Kopf erschüttert mich. Dass es ein großer Infarkt war, wusste ich. Jetzt aber sehe ich ihn vor mir. In meinem Kopf. In keinem anderen. Wäre mir während meiner Zeit als Notaufnahmearzt in einem MRT ein solches Bild eines frischen Infarktes auf den Computer geflattert, ich wäre echt nervös geworden. Doch das ist ein älterer, ein offensichtlich stabiler Infarktzustand. Meiner. Zwei gute Nachrichten lese ich jedoch auch aus dem Bild – oder will sie herauslesen: Es ist wohl kein neuer Infarkt hinzugekommen, und es gab bislang keine Blutung. Mit gemischten Gefühlen gehe ich auf mein Zimmer zurück und überlege, ob es wirklich gut war, dass ich das gesehen habe.

Ich rufe meinen alten Chef an. Professor Hans-Joachim Schäfers. Ein hervorragender Herzchirurg am Universitätsklinikum des Saarlandes. Bis 2013 habe ich für knapp zwei Jahre seine Privatambulanz koordiniert. Dort habe ich sehr viel über kardiologische Fragestellungen gelernt. Er hat mir damals den Rat gegeben, neben meinen Medienprojekten den Facharzt für Allgemeinmedizin abzuschließen. »Mit Ihrer Erfahrung, Ihren kommunikativen Skills, Ihrer Empathie und dem ungewöhnlichen Breitenwissen können Sie ein sehr guter Generalist werden. Vielleicht einer der besten, die ich so kenne.« Der Satz ging leider noch weiter. »Ein sehr guter Spezialist jedoch werden Sie nicht mehr. Dazu waren Sie zu lange in den Medien, anstatt etwas Anständiges zu tun, und sind schlicht zu alt.« Der Satz war in seiner Gesamtheit Gold wert, auch wenn ich den zweiten Teil nicht mochte. Dabei war ich damals erst Anfang 40. Seit Beginn der 2000er-Jahre habe ich zunehmend gespürt, dass ich über Medizin nicht nur berichten, sondern sie auch selbst wieder praktizieren wollte.

Offensichtlich ist das auch anderen Weggefährten aufgefallen. Bereits kurz nach der Jahrtausendwende riet mir der Gastroenterologe Professor Dr. Peter Malfertheiner aus Magdeburg, über eine eigene Praxis nachzudenken. Es sei wichtig, auch ganz praktisch und persönlich in der Medizin und im unmittelbaren Kontakt mit den Patienten als Arzt fest verankert zu bleiben. Wir saßen in der Sonne in einem kleinen Café, kurz vor der Eröffnung des Internistenkongresses in Wiesbaden. Ich habe diesen Rat in jenen Tagen zwar zu schätzen gewusst, doch es war für mich noch nicht dran. Ich musste und wollte mir in den Medizinmedien erst noch die viel zitierten Meriten verdienen. Und das ist mir gelungen.

Zurück zu meinem Anruf bei Professor Schäfers. Er ist Westfale. Emotionen zeigt er selten. Außer vielleicht Ungeduld – zumindest gegenüber seinem Team. Er verliert wenig Worte und wird ab und zu ungehalten, wenn andere langsamer, weniger präzise, schlechter informiert oder unentschlossener sind als er. Eine harte, aber sehr gute Schule. Für seine Patienten tut er alles. Inklusive Visiten an fast jedem Wochenende. Ich kann ihn gut verstehen. Wahrscheinlich habe ich deshalb so gerne und viel von ihm gelernt. Dennoch war die Zeit in Homburg eine anspruchsvolle. Morgens um 6:30 Uhr hatte ich die erste Visite. Abends um 20:30 Uhr oft die letzte. Plus An- und Abfahrt aus

Mainz. Wenn ich heute von Kollegen gefragt werde, wo ich denn wohl die kardiologische Praxis gelernt hätte, und dann von Professor Schäfers erzähle, ist die Reaktion immer ähnlich. »Wow, das ist sicher eine harte Schule gewesen. Respekt. Etwas Anspruchsvolleres hätten Sie sich ja nicht aussuchen können. Sie haben das überlebt?« Ich lächle dann meist verschmitzt.

Ich werde die Tage nicht vergessen, in denen ich Patienten vor einer am nächsten Tag anstehenden Herzoperation per Ultraschall untersucht habe. Es galt, ihre Herzklappenfehler und die Herzfunktion genauestens zu erfassen. Dem Vernehmen nach habe ich mich dabei wohl ganz wacker geschlagen. Doch es gab auch Fälle, bei denen ich den Herzklappenfehler einem falschen Klappensegment zugeordnet habe. Das änderte zwar nichts an der Notwendigkeit der Operation, war aber dennoch ärgerlich. Meine Angaben waren schlicht ungenau. Ans Licht gebracht wurde der Fehler dann während der Operation von einer gleißend hellen OP-Lampe. Dann klingelte mein Telefon, und ich wurde in den OP, hinter den grünen Vorhang des Anästhesisten, zitiert. Der Brustkorb des mir aus den Voruntersuchungen bekannten Patienten war bereits eröffnet. Das Herz stillgelegt. Die Herz-Lungen-Maschine arbeitete leise vor sich hin, und die betroffene Herzklappe war kunstvoll freigelegt. Dann erkundete ein steril behandschuhter Finger von Professor Schäfers die vom Herzfehler betroffene Stelle und zeigte mir auf der OP-Kamera über dem Eingriffsfeld, dass sie genau ein Segment neben dem von mir angegebenen lag.

Damals fand ich das schrecklich. Heute bin ich dankbar dafür. So etwas ist einzigartig. Glauben Sie mir: Nach dieser Zeit konnte ich »Herzecho«. Es waren wertvolle, direkte Einblicke. Gestern noch auf dem Echomonitor, heute direkt vor Augen. Unmittelbarer geht es nicht.

Vielleicht aber noch wichtiger von dem, was ich bei Professor Schäfers gelernt habe, war eine ganz schlichte Frage, die er seinen Mitarbeitern immer gestellt hat. »Was ist Ihr Plan für den

Patienten? Wo steht er morgen, übermorgen, in ein paar Jahren? Nur wenn Sie einen Plan haben, den Ihr Patient voll mitträgt und der in sein Leben passt, können Sie planvoll für ihn handeln.«

Nun stellt er mir am Telefon diese Frage erneut, diesmal in leicht abgewandelter Form. Mit gewohnt wenigen Worten: »Was ist Ihr Plan für sich selbst? Kommen Sie vorbei, wenn Sie es wissen. Ich sage Ihnen dann ehrlich, wie weit Sie damit sind. Schicken Sie mir den Brief der Kollegen. Alles Gute.« Da ich ihn kenne, schwingt darin ungesagt mit: Sie werden das packen. Und wenn ich kann, helfe ich Ihnen.

Gut, dass ich kein Spezialist geworden bin, kommt es mir in den Sinn. Meine Karriere als Herz- oder Hirnchirurg wäre mit den Bewegungseinschränkungen meiner linken Hand endgültig vorbei. Eine über Jahrzehnte erworbene Fingerfertigkeit könnte ich nicht mehr aufholen. Wie bei einem Starpianisten. Seitdem antworte ich auf die Frage »Wie geht es Ihnen?« oft mit einem Augenzwinkern: »Na ja, Hirnchirurg oder Starpianist werde ich nicht mehr. Stand aber zum Glück auch nicht so weit oben auf meiner Prioritätenliste.« Und bin mit mir im Reinen.

Weiter ohne Angst

Mein Handy klingelt. Mein Cousin Ulrich ist dran. Ich habe ihn jahrelang nicht gesprochen. Er ist Pfarrer. Jetzt erkundigt er sich nach meinem Befinden. Ich freue mich darüber. Er fragt mich, ob ich Angst habe, dass es wieder passiert. Mir schießen viele Gedanken in den Sinn. Es gibt traurig-berühmte »Vorbilder«, die ein zweiter Schlaganfall aus dem Leben gerissen hat. Junge und alte Menschen. Winston Churchill zum Beispiel, der berühmte englische Premierminister. Erst im Januar habe ich einen Artikel über seinen Schlaganfall-Tod im Jahr 1965 gelesen.

Und ich? Das Risiko für einen weiteren Schlaganfall ist in den ersten Tagen, Wochen und Monaten am höchsten. Da stecke ich also gerade mittendrin. Und trotzdem merke ich: Nein, ich habe keine Angst. Ich bin erfüllt von naiver Zuversicht, ohne zu wissen, warum. »Mir passiert das nicht!«, kann ich meinem Cousin aus voller Überzeugung sagen. Ich weiß nicht, wo ich diese Gewissheit hernehme. Natürlich sehne ich mich danach, die Situation kontrollieren zu können, doch ich bin mir zugleich bewusst: Mein weiteres Schicksal lässt sich nicht vorhersagen. Ich kann nur alles in die Waagschale werfen und hoffen, dass es reicht.

The world is so unpredictable. Things happen suddenly, unexpectedly.
We want to feel we are in control of our own existence. In some way we are, in some way we're not.
We are ruled by the forces of chance and coincidence.

***

Der Gang der Welt ist schwer vorherzusagen. Dinge passieren, plötzlich und unerwartet.
Wir möchten gerne glauben, dass wir die Kontrolle über alles in Händen halten. Teilweise haben wir sie wirklich. Teilweise jedoch auch nicht. Wir werden letztlich beherrscht von den Kräften der Gelegenheiten und Zufälle.
Paul Auster

Mein Tag beginnt mit stillem Balancieren in meinem Zimmer. Ich suche mir eine gerade Fuge im Boden und versuche, einen Fuß vor den anderen zu setzen. Gehen auf einer geraden Linie. Das ist für mich in diesen Tagen die Hölle. Da mir praktisch ständig schwindelig ist, wenn ich nicht liege oder sitze, ist schon eine solch vermeintlich leichte Gleichgewichtsübung der Hammer. So setze ich zwischen Bett und Bad einen Schritt vor den anderen. Eins, zwei, drei, vier – mehr werden es heute nicht. Ich schwanke, habe Angst, über meine eigenen Füße zu stolpern, und muss mich an der Wand festhalten. Doch immerhin: Ich habe vier Schritte geschafft.

Es wird wohl noch Monate dauern, bis ich wieder halbwegs fit bin. Das bedeutet, dass meine Gehaltsfortzahlungen als Geschäftsführer demnächst enden. Ich schreibe im Ein-Finger-Suchsystem eine kurze Mail an das Steuerberatungsbüro, das mich seit Jahren betreut. Es gehört Andrea und Stephan Schlenger, sie sind Freunde seit inzwischen 15 Jahren. Ich möchte wissen, was es bedeutet, dass demnächst meine Krankenkasse monatlich Krankengeld überweist – das hatte ich schließlich noch nie. Was ich schon wenige Minuten später erfahre, trifft mich hart. Eine Sachbearbeiterin dort hat mir den zu erwartenden Überweisungsbetrag ausgerechnet. Die Summe liegt weit unter dem, was meine Familie und ich in gesunden Tagen zur Verfügung haben. Tiefe Niedergeschlagenheit erfasst mich. Nun schleichen sich auch die anderen Konsequenzen in meinen Alltag. Zwar bin ich sehr gut gegen Arbeitsunfähigkeit versichert, doch diese Verträge sehen in der Regel eine Wartefrist von sechs Monaten vor. Nur wenige Minuten später erreicht mich eine Mail von Stephan. Er scheint meine Gedanken zu erraten und schlägt einen Besuch in der kommenden Woche vor. Er habe da eine Idee. Ich bin gespannt.

Nach dem Frühstück sehe ich mir meinen aktuellen Rehaplan an. Auch heute tut sich eine Lücke zum Laufen auf. Meine automatischen Bewegungsprogramme und besonders die Koordination (sie befinden sich im Kleinhirn) sind größtenteils hin. Es ist ein echtes Neulernen. Ich zwinge meinem Resthirn eine neue Bewegungsprogrammierung auf – durch Bewegung. Durch Versuch und Scheitern. Durch Wiederholung um Wiederholung, bis es klappt. Die Bewegung ist meine Illusion von Kontrolle. Ich befasse mich in diesen Tagen viel mit meinem Genesungsprozess. Ich bin mir bewusst, dass ich zwar keine echte Kontrolle habe, aber dadurch, dass ich alles tue, was irgendwie möglich ist, dennoch versuche, sie zurückzugewinnen. Das gibt mir die Illusion, die Situation im Griff zu haben. Ist es schon die bloße »Illusion der Kontrolle«, wie Allie Brosh es ausdrückt, die mir hilft?

The illusion of control make the helplessness seem more palatable. And when that illusion is taken away, I panic.

***

Die Illusion, die Kontrolle zu besitzen, macht die eigene Hilflosigkeit etwas erträglicher.
Aber wenn diese Illusion zerplatzt, bleibt mir nichts als schiere Panik.

Allie Brosh: Hyperbole and a Half. Touchstone, 2013, Exton, USA

Nach meinen bescheidenen Erfolgen der letzten Woche möchte ich es heute wieder bis zur Kreuzkapelle schaffen, meine Zeit unterbieten und vor allem einzelne Abschnitte ganz ohne Nordic-Walking-Stöcke gehen. Und unterwegs Treppen nutzen. Eine weitere Dimension, die zurückerobert werden will. Momentan geht es nur mit ständigem Festhalten am Geländer.

Bewegung ist mein Weg

Zum ersten Mal seit dem 6. Mai beginne ich, einen Weg aus meinen körperlichen und mentalen Beeinträchtigungen heraus zu erahnen: Er heißt Bewegung. Heute will ich unbedingt wieder hinauf zur Kreuzkapelle laufen. Ich kann das Ende meiner Vormittagsanwendungen kaum erwarten.

Ich möchte einfach nur raus an die frische Luft. Ich wusste schon immer, dass ich gerne draußen bin, doch nun gibt mir die Natur echten Halt.

Meine Frau – und mit ihr viele Psychiater und Psychotherapeuten – spricht gerne von einem inneren »safe place«. Einem Ort, den man sich vorstellt oder in Erinnerung ruft, an dem man sich geborgen, sicher und einfach rundum gut fühlt. An den man mental flüchten kann, wenn es bedrohlich wird. Bislang konnte ich damit nichts anfangen. Jetzt versuche ich das auch. Das habe ich bislang noch nie getan. Die vier sicheren Orte, die mir einfallen, liegen alle draußen, erst jetzt fällt mir das auf: der Waldweg hinter unserem Haus, den ich unzählige Male mit unserem Hund und den Kindern gegangen bin. Der Lago Maggiore, an den wir als Familie immer wieder in den Urlaub fahren, mit der Melodie des Glockenturms im verträumten Bassano. Das Tessiner Versasca-Tal ganz in der Nähe mit seiner wunderschönen Römerbrücke Ponte dei Salti und dem tief türkisfarbenen Wasser. Das weite isländische Pingvellir mit seinem satten Grün. Es sind die Gedanken an wunderschöne Orte und damit zusammenhängende Erlebnisse, die mich in Momenten der drohenden Verzweiflung ans Licht zurückziehen.

Noch wichtiger als die Natur sind mir die Menschen um mich herum: meine Familie. Meine Frau. Meine Kinder. Auch von ihnen habe ich »Kraftbilder« in meinem Kopf: zum Beispiel meine jüngste Tochter Mirja. Ich sehe sie vor mir, wie sie im sommerlichen Gras einen Hügel hinabkullert und dabei aus vollem Herzen lacht. Oder meine Tochter Lea, die auf einer aufgeblasenen Banane hinter einem Motorboot sitzt und dabei vor Freude jauchzt. Mein Sohn Lukas, mit etwa fünf Jahren, nach einem seiner ersten Skischulrennen in den österreichischen Alpen. Seit fast 20 Jahren sind wir im Winter dort. Meine Frau Antje, die sich bei einem »Fury in the Slaughterhouse«-Konzert auf der Loreley während eines Platzregens die Plastikplane vom Kopf reißt, um besser mitklatschen zu können – lange her. Eine Szene aus Heidenfarth am Rhein: Meine Eltern, meine Frau mit unserer gerade erst geborenen Tochter Mirja und Lukas sowie Lea sitzen dort im Sommer.

Ein Satz fällt mir ein: »Wir merken uns keine Daten, wir merken uns Erlebnisse.« Ich weiß nicht, wer ihn gesagt hat. Doch er stimmt. Ich bin dankbar für so viele Erlebnisse, an die ich mich nun erinnern kann. Viele schöne Orte überall auf der Welt sind dabei und – wichtiger – viele mir wichtige Menschen. Es sind daher für mich eher »safe situations« als »safe places«.

Ein wenig Licht am Ende des Tunnels wäre gut

Geht es jetzt endlich bergauf? Um ehrlich zu sein: Ich bin in den letzten Wochen vielfach durch die Hölle gegangen. Ich habe mich nie beklagt. Es stoisch hinzunehmen versucht. Doch meine Kraft ist langsam am Ende. Ich spreche mit niemandem darüber. So ein wenig Licht am Ende des Tunnels wäre jetzt mal gut. Auf vieles habe ich keine Antworten mehr. Ich weiß zwar, ich habe schon vieles erreicht. Doch die dunklen Momente kommen dennoch immer häufiger. Ich kann keinerlei Sinn in meinem Schlaganfall erkennen, doch ich weiß auch, ich kann mit meinem Üben nicht einfach so aufhören. Es wäre fatal. Viel zu viele Einschränkungen habe ich nicht im Griff. Würde ich jetzt aufgeben, wäre das katastrophal. Als würde ich »auf Scherben zum Stehen kommen«, wie Andreas Bourani es ausdrückt:

Wenn der Sinn von allem sich nicht zeigt,
sich tarnt bis zur Unkenntlichkeit,
wenn etwas hilft mit Sicherheit, dann Zeit.
Es geht vorbei, es geht vorbei.
[…]
Auch wenn dich gar nichts mehr hält,
du brauchst nur weiterzugehen.
Komm nicht auf Scherben zum Stehen.

Auszug aus »Hey« von Andreas Bourani, veröffentlicht 2014

Wieder pingt mein Handy. Der Absender ist mein ehemaliger Chef, Professor Ralf Kiesslich. Er meldet sich per WhatsApp. Ich habe knapp zwei Jahre mit ihm in Frankfurt zusammengearbeitet. Zuletzt als Funktionsoberarzt für Herz-Kreislauf-Erkrankungen in der Inneren Medizin. Wir kennen uns schon lange. Sind etwa gleich alt. Auch seine Frau ist Ärztin. Auch er hat drei Kinder. Jetzt ist er Chefarzt an der Dr. Horst Schmidt Klinik in Wiesbaden und dort auch Ärztlicher Direktor. Wir sind uns freundschaftlich verbunden. Er kündigt sich für einen Besuch übermorgen an. Eventuell begleiten ihn zwei weitere meiner ehemaligen Kollegen. Wir haben einiges zusammen erlebt. Ich bin ehrlich gespannt, was er sagen wird.

Heute aber heißt es für mich erst einmal: weiterlaufen. Es wird ein guter Tag werden. Fast ein Durchbruch. Ich kaufe mir ein Bounty und eine Coke Zero als Wegzehrung im Klinik-Café und mache mich mit meinen Nordic-Walking-Stöcken auf den sommerlichen Weg zur Kreuzkapelle. Ich erreiche mein Ziel schneller als zuvor, gönne mir eine Pause auf der Bank, lese (mit einem Auge) meiner jüngsten Tochter aus Harry Potter vor und bin fest entschlossen, auf dem Rückweg die Nordic-Walking-Stöcke so wenig wie möglich einzusetzen. Ich bin mir bewusst, dass ich stürzen könnte – zudem bin ich alleine unterwegs. Trotzdem. Ich halte beide Stöcke zwar noch in Händen, doch setze ich deren Spitzen nur dann auf dem Boden auf, wenn ich glaube, zu einer Seite abzudriften. Es gelingt. Ich komme gut in der Klinik an. Überpünktlich zur nächsten Anwendung. Meine Lauf-App dokumentiert meine Geschwindigkeit. Wie schon zuvor sende ich meinen Erfolgsstatus an mir vertraute Kollegen.

Meine Frau und meine Kinder besuchen mich oft. Auch zu Hause geht das Leben weiter, sie berichten mir davon. Schule bis zum Nachmittag. Hobbys wie das Turnen. Die Praxis meiner Frau. Es sind für alle anstrengende Wochen. Doch es entstehen auch viele schöne Bilder in dieser Zeit: meine Frau und ich beim Spazierengehen. Meine Tochter Lea vor einem sommerlichen

Feld. Mirja und ich in meinem Zimmer. Lukas draußen vor der Klinik mit einem Kaffee.

Die Hälfte meiner Zeit in der Klinik ist um. Meine Eltern kommen zu Besuch. Wir fahren nach Limburg an der Lahn. Gestützt gehe ich unterhalb des Doms mit ihnen spazieren. Wir essen ein Steak neben der dortigen Mühle. Mit Messer und Gabel zu essen ist eine echte Herausforderung. Zwar klappt das Schneiden mit rechts ohne Probleme, doch mit links kann ich die Gabel immer noch nicht richtig zum Mund führen. Meine Muskeln in Hand und Arm verkrampfen sich und zittern. Entweder fällt mir die Gabel dann aus der Hand, oder ich habe Probleme, überhaupt meinen Mund zu treffen. *Zum Glück trage ich meine Sonnenbrille!,* schießt es mir durch den Kopf. *Da steche ich mir wenigstens nicht ins Auge.* Mittlerweile schaffe ich es, meiner Situation etwas unfreiwillig Komisches abzugewinnen. Zumindest manchmal. Ich denke nicht daran, dass ich hier in Limburg früher bis zu 22 Kilometer am Stück entlang der Lahn gejoggt bin. Wir haben mal hier gewohnt. So schneide ich zunächst mein Steak und nehme dann die Gabel in die rechte Hand. Ich denke kurz darüber nach, bei welchen Speisen im Restaurant mein derzeitiges Links-Handicap am wenigsten auffällt, und komme auf Suppen, Pizza, Pasta und Salat. Ich beschließe, zukünftig bei der Restaurant- und Speisenauswahl darauf zu achten. Als mich meine Eltern zurück in die Klinik bringen, bin ich total erschöpft. Meine Doppelbilder sind jetzt so ausgeprägt, dass ich so gut wie nichts mehr richtig sehen kann.

Ralf Kiesslich besucht mich. Er kommt aus Wiesbaden. Wir unterhalten uns lange. Ich bin froh, dass er da ist. Wie er mir später erzählen wird, ist er schockiert von den sichtbaren Beeinträchtigungen, die ich an diesem Tag zeige, und zugleich beeindruckt vom unbedingten Genesungswillen. Meine verwaschene Sprache, die offensichtliche Gangunsicherheit, die Koordinationsprobleme der linken Seite und meine Vergesslichkeit fallen ihm besonders auf. Er sagt einen Satz, den ich selbst schon oft verwendet habe. »Es wird für dich ab jetzt immer ein ›Davor‹ und ein ›Danach‹ geben. Erst dann, wenn der Unterschied für dich nicht mehr so richtig auszumachen ist, hast du es geschafft.« Ich habe im Laufe der Zeit gemerkt, wie sehr dieser Satz stimmt. Nicht nur für mich.

Etwa zwei Jahre später werde ich mit Ralf ein Projekt in seiner Klinik besprechen. Dabei wird er etwas sagen, was bei mir hängen bleibt: »Du hast dich entschlossen, mit aller Kraft gesund zu werden – und es zu sein. Das war dein Erfolgsrezept. Hättest du die Schlaganfallfolgen akzeptiert, würdest du bis heute über deinen Schwindel trauern oder dich über deine langsamere linke Hand beklagen. So hast du gesagt: Ich bin jetzt wieder gesund! Fertig. Und kein Außenstehender merkt oder ahnt etwas, auch wenn du selbst natürlich noch eine Menge spürst. Damals habe ich dir nicht gesagt, wie schockiert ich über deinen Verfall war, den ich vor mir sah. Doch mir war klar: Dein ›Genesungstrotz‹, wie du es für dich genannt hast, kann dich da rausbringen. Und nur der. Das war echt irre zu erleben.«

Ich habe es mir nicht anmerken lassen, aber seine Worte haben mich sehr gefreut. Gleichzeitig hat es mich sehr demütig gemacht. Wie viele Betroffene haben nicht das Glück, wählen zu können. Sie sind krank. Und bleiben krank. Trotz aller Willensstärke. Diese kann nur etwas bewegen, wenn die Voraussetzungen dafür vorliegen: in meinem Fall die schnelle und erfolgreiche Therapie auf der Stroke-Unit.

Alte Freunde, große Ziele

Als Ralf zurückfährt, pingt mein Handy erneut. Ein ehemaliger Kollege vom ZDF, Klaus Heckenhahn, der ganz in der Nähe wohnt, möchte mich zum Essen einladen. Wir kennen uns seit Beginn der 90er-Jahre. Er verantwortet heute unter anderem

Sendungen wie *Terra Xpress* im ZDF. Vor einigen Jahren konnte ich ihm bei einer Erkrankung weiterhelfen, heute unterstützt er mich. Er überlässt mir die Wahl des Restaurants. Ich erinnere mich an meine Steak-Erfahrung und entscheide mich für einen Italiener. Mittlerweile kann ich ausreichend viele freie Schritte laufen, um mich auch ohne Hilfe in ein solches Restaurant zu wagen. Mulmig ist mir dennoch.

Es wird ein schöner Abend. Ich stelle fest, dass ich mich nun langsam wieder in die Öffentlichkeit trauen kann, wenn ich auf bestimmte Dinge achte. Bei einer flüchtigen Begegnung fallen meinem Gegenüber im Moment am ehesten meine verwaschene Sprache und der etwas unsichere Gang auf. Könnten also auch zwei Gläser Rotwein zu viel gewesen sein. Passt in ein italienisches Restaurant. Ich bin Klaus Heckenhahn dankbar für diesen Besuch. Er hat mir gezeigt, dass ich mich wieder trauen muss und kann, aktiv am Alltag teilzunehmen. Alleine hätte ich sicher länger für diesen kleinen Neuanfang gebraucht. Da ich vorher eben nie genau weiß, was zu welchem Zeitpunkt gerade wie geht, bleibt nur der Weg, es einfach zu versuchen. Ich sagte es schon – Gewinnen und Scheitern inbegriffen.

Die Tage laufen alle ähnlich ab. Anwendungen, draußen in der Sonne Musik hören, zur Kreuzkapelle laufen. Inzwischen habe ich meinen ersten Gang hinauf ganz ohne Stöcke geschafft. Kleiner Sieg. Große Freude. Die letzte Woche steht an und wird wohl schnell vergehen. Es haben sich einige Besucher angekündigt. Ich freue mich darüber. Freunde und Bekannte interessieren sich für mein Schicksal. Es geht ihnen um mich als Person. Vorher aber steht ein weiterer Punkt auf meiner Agenda: Ich möchte es am Wochenende, wenn ich zu Hause bin, mit Fahrradfahren versuchen. Ich habe in den letzten Tagen viele Therapeuten, Mitpatienten und ärztliche Kollegen gefragt, was sie davon halten. Die Antworten waren allesamt ernüchternd. Niemand kann mir sagen, was ich tun soll oder wie die Chancen stehen. Einen Simulator kennt keiner. Stützräder würden mich nicht am Fallen hindern. Auf dem Hometrainer fühle ich mich zwar sicher, doch das zählt nicht. Der ist fest verankert. Reicht mein lädierter Gleichgewichtssinn also aus? Ich nehme mir fest vor, es zu Hause zu versuchen. Als 85-Kilo-Mann möchte ich es niemandem zumuten, mich halten zu müssen, wenn es nicht klappen sollte. Ich spreche mit niemandem über mein Vorhaben. Mal wieder. Mir würde sowieso jeder abraten. Um ehrlich zu sein: Bis zu diesem Tag hätte auch ich jedem meiner Patienten davon abgeraten. Doch ich will es unbedingt. Ich muss jetzt endlich wieder Mobilität gewinnen.

Im Jahr 2017 stoße ich – beim Schreiben dieser Zeilen – auf ein Musikstück, das auf diesen Tag, ja, meine Haltung in dieser Phase meiner Genesung genau passt. Es ist von der Gruppe 30 seconds to Mars und heißt »Walk on Water«. Zum Leidwesen meiner Familie lasse ich es wochenlang in Endlosschleife laufen. Laut.

Do you believe that you can walk on water?
Do you believe that you can win this fight tonight?
[…]
Do you believe? Walk on water.

***

Glaubst du, dass du übers Wasser gehen kannst?
Glaubst du, dass du diesen Kampf heute gewinnen kannst?
[…]
Ja, glaubst du das? Dann geh übers Wasser, versuch das Unmögliche.

Auszug aus »Walk on Water« von 30 seconds to Mars, veröffentlicht 2017

An diesem Juni-Wochenende 2015 glaube ich, dass ich es schaffen kann. Mein Ziel ist es zwar nicht, übers Wasser zu gehen, aber zumindest wieder halbwegs sicher Fahrrad fahren zu können. Meine Frau holt mich fürs Wochenende ab. Zu Hause angekommen, überlege ich, welcher Ort für den Fahrrad-Test geeignet wäre. Der asphaltierte Wendehammer vor unserem Haus scheidet aus. Wenn ich dort umfalle, knalle ich auf Beton und ziehe mir schwerste Prellungen, wenn nicht sogar Brüche zu. Zudem habe ich keine Lust auf neugierige Blicke der Nachbarn. Mir fällt die Waldlichtung hinter unserem Haus ein. Hier stehen weder Bäume noch Sträucher, auch finden sich keine größeren Unebenheiten oder Baumstümpfe im Boden. Die Fläche ist von Gras bedeckt. Zudem muss ich nur etwa 300 Meter dorthin laufen. Das Herz schlägt mir bis zum Hals, als ich mein neues Fahrrad mit dem passenden Namen »Spurtreu« zur Lichtung schiebe. Auf diesen wenigen Metern geht mir viel durch den Kopf. Unter anderem, dass ich vor etwas weniger als vier Wochen hier nur gestützt entlanggehen konnte. Jetzt schaffe ich es sogar samt Fahrrad. Ja, ich bin ein wenig stolz. Bin froh über meine Motivation, immer weiterzumachen.

Ich erreiche die Lichtung. Nun wird es spannend. Ich kann nur von rechts aufsteigen, mein linkes Bein macht nach wie vor nicht alles, was mein Kopf vorgibt. Beide Füße stehen jetzt auf dem Boden. Die Stange dazwischen. Der schmale Weg vor mir ist eher ein Trampelpfad, doch der Boden ist sandig weich. Genau das, was ich brauche. Ich prüfe, ob ich mein Handy griffbereit in meiner Jackentasche habe. Wenn ich doch stürzen sollte, kann ich wenigstens Hilfe holen.

Ich schiebe mich mit den Füßen an. Laufe mit der Stange zwischen den Beinen. Lieber etwas schneller, damit das Rad stabiler fährt und kleinere Unsicherheiten verzeiht. Mein Puls beginnt zu rasen. Jetzt ist es so weit. Ich hebe irgendwie meinen rechten

Fuß auf die Pedale, trete an und schwinge mich (ein großes Verb für eine solch ungelenke Bewegung) auf den Sattel. Ich merke, dass meine linke Hand den Griff viel zu fest umklammert. Doch ich fahre tatsächlich. Es holpert ein wenig, aber ich kann gut die Spur halten. Der Name des Fahrrads passt also. Erst mal nur geradeaus. 20 Meter, 50 Meter, 100 Meter. Mist, die Lichtung ist zu Ende. Ein Glücksgefühl breitet sich in mir aus. Es klappt, tatsächlich. Ich fahre den breiteren Waldweg in Richtung Pferdereitplatz. Spätestens in 200 Metern muss ich jedoch eine Linkskurve meistern. Wird das auch gehen? Ich fahre schön langsam, links droht mein Fuß immer wieder vom Pedal abzurutschen. Das kenne ich schon vom Hometrainer. Die motorische Unsicherheit fordert ihren Tribut. Ich versuche es mit Bremsen. Einen Rücktritt hat mein Rad nicht. Ich möchte es sanft ausprobieren, doch meine schwergängige linke Hand greift unkontrollierbar fest zu. Es ist dummerweise die Vorderradbremse. Ich kann gerade noch den Griff lösen, sonst wäre ich wohl über den Lenker abgestiegen. Gut, dann bremse ich bis auf Weiteres eben nur mit rechts. Die erwartete Linkskurve kommt auf mich zu. Die nächste Bewährungsprobe. Es gelingt. Langsam und vorsichtig, aber erfolgreich komme ich rum. Nun gehe ich auf einen Zwei-Kilometer-Kurs gen Heimat. Ohne Autos. Nur auf weichen Waldwegen.

Ich habe das völlig Unvernünftige versucht – und gewonnen. Es ist ein gutes Gefühl. Vielleicht nur vergleichbar mit dem eines kleinen Kindes, das zum ersten Mal alleine Fahrrad fährt. Für mich eröffnet sich damit wieder die Möglichkeit, auch größere Strecken alleine zurückzulegen. Auch wenn ich von meiner ersten Fahrt auf der Straße noch weit entfernt bin. Ich weiß zu diesem Zeitpunkt noch nicht, dass ich drei Monate später meine jüngste Tochter und ihre Schulklasse bei einem Teil der Fahrradprüfung begleiten werde. Dank Hunderter Kilometer auf dem Rad werde ich einen Teil meiner Fähigkeiten zurückerradeln können.

Doch es gibt auch Rückschläge. Ein paar Wochen später verabrede ich mich mit Stephan Schlenger zu einer Fahrradtour. Er ist überrascht, dass ich mir das schon wieder zumute – und prompt werde ich an einem Berg zu langsam und falle hin. Eine Schürfwunde ziert meine rechte Hand und blutet dank Blutgerinnungshemmern wie verrückt. Ich blute eine Packung Papiertaschentücher durch und radle taschentuchumwickelt dennoch weiter. Knapp 30 Kilometer schaffen wir an diesem Tag. Das bestärkt mich. Ich merke aber auch: Schon kleine Verletzungen können jetzt zum Problem werden.

Übermütig geworden durch meinen Fahrrad-Erfolg, entschließe ich mich, in den Ort zu laufen – es sind fast zwei Kilometer. Längere Strecken zu Fuß – das muss jetzt auch ohne Nordic-Walking-Stöcke wieder klappen. Oder? Mein Ziel ist das kleine Lebensmittelgeschäft auf der sogenannten Breiten Straße. Ich hatte es schon erwähnt. So schnappe ich mir meinen schwarzen Rucksack mit den vielen Fächern und mache mich auf den Weg. Die Strecke schaffe ich tatsächlich ohne größere Probleme, auch wenn durch meinen Schlaganfall meine Rumpfmuskulatur noch verkrampft ist. Ich muss für einen Außenstehenden wie ein Mensch mit schweren Rückenproblemen aussehen, so stocksteif bin ich unterwegs. Egal. Ich kaufe im Ort ein und packe alles ordentlich in den Rucksack. Nur Himbeeren und Heidelbeeren passen nicht mehr hinein. Also nehme ich sie in die Hand: Rechts halte ich die Nordic-Walking-Stöcke, die ich möglichst wenig einsetze, links die Plastikschalen mit den Beeren. Doch schnell merke ich, dass das keine gute Idee ist. Schon beim Bremsen auf dem Fahrrad fehlt mir links die Feinfühligkeit. Das gleiche Problem habe ich jetzt auch: Beim Überqueren einer Seitenstraße bin ich kurz unaufmerksam. Die Schalen fallen auf die Straße, und die Beeren springen hinaus. Ich kann nichts tun. Nicht einmal die unbeschädigten Früchte kann ich auflesen, längeres Bücken würde mich ebenfalls auf die Straße befördern. Also hebe ich lediglich die Plastikschalen auf, werfe sie in einen

Mülleimer in der Nähe und gehe unter den fragenden Blicken zahlreicher Menschen weiter. Als ich zurückblicke, sehe ich, wie ein Auto über meine Beeren fährt. Es spritzt in alle Richtungen. Mit dem Rest meiner Einkaufsbeute trete ich etwas ernüchtert den Weg zurück an. Ich mache mir klar: Mit links mache ich erst mal gar nichts mehr. Ich kann weder die Kraft richtig dosieren noch balancieren.

Zu Hause angekommen, schenkt mir meine Tochter Lea ein Bild. Der Farbton ist ein freundliches Sonnengelb. »Failure is not an option« steht darauf. Sie war bei unserem Besuch in den USA, als ich das signierte NASA-Foto in Cape Canaveral gekauft habe, zehn Jahre alt. Seitdem habe ich diesen Spruch vielen Menschen mit auf den Weg gegeben – und sie gelegentlich damit sicher genervt. Jetzt bin ich damit konfrontiert. Ich entschließe mich, den Spruch als Ermutigung zu nehmen – gerade nach der Geschichte mit den Beeren – und meine Situation neu als Herausforderung zu sehen, bei der Versagen eben »keine Option« ist. Meine Frau hält diese Sicht für zu hart. Ich solle auch mal gnädiger mit mir sein.

Zurück in der Rehaklinik. Stephan Schlenger aus dem Steuerbüro hat sich angekündigt. Den ersten Schock über mein zu erwartendes Krankengeld habe ich inzwischen verdaut. Stephan und ich beschließen, nach meinen Anwendungen die etwa sechs Kilometer hin und zurück zur Kapelle zu laufen. Zum ersten Mal lasse ich meine Nordic-Walking-Stöcke im Zimmer. Unterwegs eröffnet Stephan mir seine Idee, die Gesellschafter meiner Firma zu bitten, das Krankengeld auf das bisherige Nettogehalt aufzustocken. Da ich mich ja so schnell wie möglich wieder selbst mit kleineren Aufgaben erproben wolle und so auch etwas zurückgeben könne, sei das nur fair. Ich finde die Idee gut.

Der Aufstieg gelingt. Wieder unterbiete ich meine bisherige Zeit. Auf dem Rückweg wählen wir eine andere Strecke. Ich fühle mich in Begleitung sicherer. Nicht durch den kleinen Wald, sondern durch die Felder, vorbei an dem Reiterhof, den ich von meinen Hippotherapie-Stunden kenne.

Stephan fährt nach unserem kleinen Ausflug zurück nach Mainz. Seine Idee hat mir Auftrieb und Perspektive gegeben. Nachdem ich eine kurze Mail mit ebendiesem Vorschlag an meinen stellvertretenden Geschäftsführer geschrieben habe, schnappe ich mir meine Nordic-Walking-Stöcke und mache mich erneut auf den Kapellen-Weg. Heute möchte ich ihn zweimal schaffen. Und bis Ende der Woche dreimal. Doch schon auf halber Strecke merke ich, dass mich eine tiefe Erschöpfung überkommt und meine Doppelbilder schlimmer werden. Meine linke Seite zittert. Immer wieder ereilen mich unkontrollierbare tiefe Einatmer. Ich laufe unsicherer, schwanke sichtbar nach links und rechts – doch gehe weiter. Failure is not an option – Scheitern ist keine Option. So wie meine Tochter Lea es als Spruch auf das Bild gemalt hat. Ich sage mir den Spruch nun vor. Er ist längst zu meinem Mantra geworden. Ich erreiche die Kapelle im späten Nachmittagslicht, muss mich aber längere Zeit auf der Bank ausruhen. Es ist noch schwieriger als gedacht.

Für den nächsten Tag hat sich ein ehemaliger Kollege, Erik Massmann, angekündigt. Wir kennen uns aus unserer gemeinsamen Zeit bei einem großen Anbieter von Software-Programmen für Arztpraxen. Er war dort Finanzvorstand. Gemeinsam hatten wir in einem großen Team die Aufgabe, den Börsengang des Unternehmens vorzubereiten – Erik als Vorstand, ich als der, der unter seiner Leitung den Einstieg für Investoren interessanter machen sollte. Selten habe ich in kürzerer Zeit mehr gelernt als in den gemeinsamen Monaten mit Erik. Bis dahin ist die Finanzwelt für mich ein Buch mit sieben Siegeln gewesen. Das hat sich dann rasch geändert. Doch es hat mir auch gezeigt: In die Finanzwelt möchte ich auf Dauer nicht.

Später hat Erik mit mir das Start-up-Unternehmen gegründet, für das ich dieser Tage als geschäftsführender Gesellschafter arbeite. Erik ist inzwischen aber ausgestiegen und zu einem Unternehmen in der Schweiz gewechselt. Er ist extrem sportlich und nimmt das Leben pragmatisch und leicht.

Wieder laufe ich mit meinem Besuch zur Kapelle. Erik treibt mich an, meinen Rekord zu brechen, was mir tatsächlich gelingt. Meine App zeigt meine bislang beste Zeit an. Als wir oben sind, entdeckt er ein kleines Metallschild mit einem Dank an die Spender auf der Bank vor der Kapelle, auf der ich immer sitze. Er meint: »Wenn du hier weg bist und es dir wieder richtig gut geht, sollten wir so eine Bank stiften, ein Schild mit unseren Namen draufkleben und das Ding hier hinstellen. Als Erinnerung. Immerhin ist das irgendwie ja dein Ort geworden. Oder?« Ich nicke. Das mit der Bank haben wir noch nicht umgesetzt. Ich glaube, ich erinnere ihn mal daran. Aber seine Idee war für mich wie ein Brückenschlag in die Zukunft. Meine Zukunft. »Wenn es dir wieder richtig gut geht« – der Gedanke daran hat mich sehr ermutigt.

Nachdem Erik gefahren ist, mache ich mich erneut auf den Weg. Gleiches Ziel. Ich spüre, dass ich langsam wieder in Form komme. Nun zahlt es sich aus, dass ich so viel Zeit wie möglich auf dem Hometrainer verbracht habe. Ich schaffe es wieder den Berg rauf. Fast so schnell wie kurz zuvor mit Erik. In meiner Wahrnehmung treten meine übrigen Anwendungen hinter meiner Selbstbewegung zurück. Später kann ich erkennen, dass es der Gesamtmix war, der mir geholfen hat. In welcher Gewichtung auch immer.

Zurück auf meinem Zimmer. Ich versuche mich mal wieder an der *Tagesschau*. Doch ich bin todmüde. Von meiner früheren Leistungsfähigkeit bin ich noch immer weit entfernt. 16-Stunden-Tage mit Flügen, jeder Menge Telefonaten, Konferenzen und Dutzenden Mails waren kein Problem. Jetzt ist es anders.

Schon nach fünf Minuten gebe ich frustriert auf. Ich kann das Fernsehbild einfach nicht fokussieren, sehe nur die Doppelbilder und erkenne nichts. Kann keine Schrifteinblendung lesen, ohne mir ein Auge zuzuhalten. So macht Fernsehen keinen Spaß. Also nehme ich mein iPhone zur Hand und lade wieder ein Hörbuch runter. Damit komme ich zur Ruhe.

Ich merke erneut, dass sich mein Schlafverhalten stark ändert. Im Studium habe ich immer bis spät in die Nacht hinein gelernt, war gleichzeitig Frühmoderator bei dem privaten Radioanbieter Radio RPR.1 in Koblenz. Das hieß gegen vier Uhr aufstehen – um fünf war Dienstbeginn, um sechs begann die Sendung. Dann ab ins Auto und ab an die Uni. Vier Stunden Schlaf reichten mir. Daran ist momentan nicht zu denken.

Ich bin verändert

Mir ist klar, dass mein frühes Aufwachen – in Verbindung mit meiner Reizbarkeit und dem ständigen Grübeln – Anzeichen einer Depression sein kann. Immer noch. Ich bin also noch nicht über dieses Problem hinweg. Selbstmordgedanken habe ich zum Glück keine. Auch nicht den Wunsch zu sterben. Da ich nicht der Typ für eine Psychotherapie bin, nehme ich dieses Angebot der Klinik nicht wahr. Auch möchte ich keine Medikamente einnehmen. Stur. Dass ich keine Medikamente nehmen möchte, hängt auch mit meinem Orgasmusproblem zusammen. Viele Antidepressiva greifen in diese Funktionen negativ ein. Darüber redet nur kein Mensch.

Es ist schon interessant, was mir morgens um vier Uhr in meinem höhenverstellbaren Rehabett so durch den Kopf geht. Das Nachdenken über eine mögliche Depression, in der ich stecke. Die Chancen meiner Genesung. Meine Sturheit, genau diese anzustreben und mich in kein Schicksal zu ergeben … Ich träume wenig. Wenn aber, dann hat der Schlaganfall nun auch hier leider Eingang gefunden. Während ich in der Zeit in der Akutklinik in meinen Träumen immer noch der Alte war und mich normal bewegen konnte, bin ich jetzt auch im Traum gehandicapt. Schade.

Leider erlebe ich nicht nur Aufmunterndes mit meinen bisherigen Freunden. Ein Ereignis ist mir besonders im Gedächtnis geblieben: Seit Jahren bin ich in einer WhatsApp-Gruppe mit anderen Männern aktiv, in der wir uns gegenseitig motivieren abzunehmen. Jeden Montag teilen wir uns ehrlich das aktuelle Gewicht mit – eine wirklich hilfreiche Methode. Als ich mich wieder beteilige, fragt einer der anderen lapidar, ob ich denn wenigstens abgenommen hätte. Sonst nichts.

Das trifft mich hart. Ich wäre in den ersten Tagen und Wochen im Krankenhaus wahrscheinlich sogar von der Waage gefallen, hätte ich sie ausprobiert, vom Ablesen der Ziffern ganz zu schweigen. So beschissen ist es mir ergangen. Mir ist längst klar, dass selbst Freunde mit meiner Situation überfordert sind (und auch der damit verbundenen Spiegelung der eigenen Endlichkeit). Und doch entsetzt mich diese unverhohlene Oberflächlichkeit. Ich bin zutiefst enttäuscht und denke mir: Wenn du nichts Besseres zu schreiben hast, halt am besten die Klappe. Unmut macht sich in mir breit, aber ich behalte ihn für mich. Stattdessen ziehe ich mich langsam aus der Gruppe und von den Menschen dort zurück. Beteilige mich nicht mehr am Chatten über unser Gewicht.

Habe ich mich verändert? Da ist sie wieder, diese Unsicherheit. Rückblickend werde ich erkennen: Natürlich hat mich das alles verändert! Doch in diesen Tagen gestehe ich mir das noch nicht ein. Ich habe schlicht schon zu viel verloren. Ich möchte an Vertrautem festhalten, auch an meinem alten Selbst. Erst später werde ich einsehen, dass es das so nicht mehr gibt. Eine solche Grenzsituation am Rand des Lebens, zurückgeworfen auf das eigene Ich, wochenlanges Grübeln in Krankenhäusern und Rehaeinrichtungen, existenzielle Unsicherheit – all das lässt einen nicht unverändert. Es macht etwas mit mir. Wie hat Friedrich Nietzsche mal geschrieben: »Wer mit Ungeheuern kämpft, mag zusehen, dass er nicht dabei zum Ungeheuer wird. Und wenn du lange in einen Abgrund blickst, blickt der Abgrund auch in dich hinein.«

Ich bin reizbar, schnell gekränkt, aufbrausend und reagiere häufig unangemessen. Die Situation bringt es mit sich, dass andere Menschen Entscheidungen für mich treffen oder mir sagen, was ich tun soll. Das bringt mich auf die Palme, auch wenn es gut gemeint ist. Ich konnte es noch nie leiden, ungebetene Ratschläge zu bekommen. Jetzt passiert das ständig. Fazit: Nicht nur ich mache Fehler, auch mein Umfeld tut es.

Die Beziehung zu meiner Frau hat mein Schlaganfall natürlich beeinflusst. Sie ist über längere Zeit komplizierter geworden. Es hat lange gedauert, bis wir das wieder im Griff hatten. Währenddessen haben wir uns häufiger gestritten als davor. Doch die Liebe ist geblieben. Das gemeinsam Erlebte. Das Geschaffene. Seit 30 Jahren sind wir zusammen. Wir haben uns in dieser Zeit beide verändert – sicher schneller als gewöhnlich. Vor Jahren habe ich mal ein Zitat notiert. Es stammt von William Somerset Maugham. Er war unter anderem Arzt. Bei einem der ersten Fernsehabende, die ich im Herbst 2015 mit meiner Frau wieder genieße, wird er zitiert:

We are not the same persons this year as last; nor are those we love.
It is a happy chance if we, changing, continue to love a changed person.

***

Wir alle sind nicht dieselben Personen wie letztes Jahr. Noch sind es die, die wir lieben.
Es ist eine glückliche Fügung, wenn wir – in all unserer Veränderung – nicht aufhören, die zu lieben, die sich ebenfalls verändern.

William Somerset Maugham[1]

Den zeitweiligen Verlust großer Teile meiner Erinnerungsfähigkeit erlebe ich als unfassbar erniedrigend. Ich bin es gewohnt, mich an fast alles präzise erinnern und auf dieser Basis verlässliche Entscheidungen treffen zu können. Jetzt kann ich mir nicht mal mehr Dinge ins Gedächtnis rufen, die ich erst vor wenigen Minuten selbst gesagt habe. Wie gehe ich also damit um? Ich muss akzeptieren, mir selbst zu misstrauen. Skurril. Wem vertraue ich denn dann? Mich nicht auf mich selbst verlassen zu können ist das Gegenteil von dem, was ich gewohnt bin. Was ich von mir über Jahrzehnte erwarten konnte. Was andere von mir erwarten konnten. Es fällt mir schwer zu lernen, eigene Irrtümer einzugestehen und nicht darauf zu pochen, recht zu haben. Das ist fürchterlich. Und fordert Teile meiner Persönlichkeit, die ich bislang kaum kannte. Häufig bestehe ich trotzdem noch darauf, im Recht zu sein. Das ist Gewohnheit. Nach zahlreichen Argumentationsfehlschlägen muss ich zurückrudern. Eine seltsame Erfahrung ist für mich das fehlende Gefühl, mir »sicher« zu sein. Neurologisch kann man das sicher erklären. Ich kann es im Moment nicht. Es dauert Monate, für mich eine gefühlte Ewigkeit, bis ich zu meiner gewohnten Gedächtnisleistung zurückkehre.

Stellen Sie sich vor, Sie wissen, dass zwei und zwei in Summe die Zahl Vier ergibt. Das Ergebnis steht Ihnen sofort klar vor Augen. Aber Sie fühlen nicht, dass es stimmt. Sie sind sich nicht sicher. Obwohl sogar der Taschenrechner Gleiches ausspuckt.

Wie gesagt: So geht es mir seit Wochen, wenn nicht Monaten. Sachliches Wissen und gefühlte Gewissheit sind irgendwie entkoppelt. Das gehört zu dem Seltsamsten, was ich erfahren habe.

Resignation und Stärke

Mit wieder zunehmenden Sinnen erlebe ich: Mein Gegenüber kann häufig nicht nachvollziehen, wo genau im Heilungsverlauf ich mich gerade befinde. So schwer es für mich war zu realisieren, was der Schlaganfall in den ersten Stunden, Tagen und Wochen aus mir gemacht hat, so schwer ist es jetzt für andere, zu realisieren, welche Sinne ich wieder beisammenhabe. Wahrscheinlich gebe ich ihnen auch nicht die Chance. Ich rede ja nicht darüber. So wird dann lieber eine Entscheidung mehr als weniger über meinen Kopf hinweg getroffen. Das erlebe ich als wirklich kränkend und erniedrigend. Doch was soll ich dagegen tun? Ich fühle mich wie ein Volltrottel, wenn mir etwas misslingt. Ich fühle mich jedoch noch mehr wie ein Volltrottel, wenn ich das Gefühl habe, dass mein Umfeld mich als solchen betrachtet. Nach anfänglichen Ausrastern reagiere ich mit Rückzügen. Ich dränge mich also selbst immer wieder ins soziale Aus. Ich gehe immer häufiger dazu über, Dinge einfach stehen zu lassen. Aus Resignation. Ich hatte lange das Glück, mich für zerebral rotationsbeschleunigt – also für ziemlich schnell im Hirn – halten zu dürfen. Aber das ist erst mal Geschichte.

Dieser Verlust an Selbstachtung, -sicherheit und -bestimmtheit ist am schwersten zu ertragen. Ich werde mich leider in noch vielen demütigenden Szenen wiederfinden. Sie zu vergessen wird später schwierig. Dann werde ich mir manches Mal wünschen, weniger Erinnerungen an diese schwere Zeit zu haben. Doch sie gehören dazu. Sind der Preis der Genesung. Ich muss ihn akzeptieren.

Rückblickend kann ich sagen: Ich habe diese Zeit psychisch bemerkenswert stabil überstanden. Klar, ein paar Dellen habe ich abbekommen. Die Monate, während denen ich auf altbekannte Ressourcen verzichten musste, haben mir jedoch auch eine wesentliche Ressource eingebracht: Ich bin stärker geworden. Viel ruhiger. Ich habe heute weder Einsamkeitsängste noch Angst vor Stille, Sprachlosigkeit oder Tod. Ich muss mir über Wochen und Monate selbst genug sein. Trotz aller Ablenkungen. Trotz aller Besuche.

Abends im Bett, ausharrend in der Dunkelheit der Nacht. Ohne aufmunternde Worte, die ich wahrscheinlich ohnehin nicht hätte annehmen können. Auf schwankendem Boden.

Ich habe mich in dieser Zeit selbst besser kennengelernt. Ich verstehe in der Rückschau, dass mich mein Schlag damals in die Isolation getrieben hat. Eine Art inneres Gefängnis mit Einzelhaft. Ich kann ein wenig besser verstehen, warum Menschen, die so etwas durchgemacht haben, besonders gerne mit solchen Menschen reden, die ähnlich Schweres erlebt haben. Sei es im Krieg. Sei es nach einem Unfall, einer persönlichen Katastrophe oder einer Krankheit. Das Verstehen untereinander ist ein anderes, tieferes. Es bringt einen Resonanzboden zum Klingen, den andere Menschen nicht besitzen. Theoretisch über etwas Bescheid zu wissen zählt nicht. Als ausgebildeter Palliativmediziner weiß ich, wovon ich spreche.

Wenn mir Menschen, denen es bislang weitgehend gut im Leben ging, heute von ihren Ängsten vor dem Tod berichten, kann ich sie sehr gut verstehen. In mir formt sich dann ein interessanter Gedanke: Ich war schon mal ganz nah dran. Es war nicht schlimm. Ich werde wieder dort hingehen. Eines Tages. Dann sind es nur noch ein paar Zentimeter (welches Entfernungsmaß hat wohl der Tod?) mehr.

Doch man kann dieses Gefühl, diese Erfahrung, diese Beruhigung, diese Sicherheit den Tod betreffend, leider nur schwer weitergeben. Und ich versuche es auch nicht ungefragt. Gleichzeitig bemerke ich, dass viele – gerade auch meiner Patienten – sehr erleichtert reagieren, wenn sie mit mir offen über Tod und Sterben sprechen können, wenn es so weit ist. Sie dürfen mir da alles zumuten. Es wirkt auf sie befreiend. Das sind die wenigen Momente im Alltag, in denen ich von meinen Erlebnissen berichte, sie teile. Und jetzt. Mit Ihnen.

Ist das die viel zitierte Todesverachtung? Nein. Ich bin weder risikofreudiger noch leichtsinnig geworden. Doch viel gelassener in diesem Punkt. Ist das innere Stärke? Ich weiß es nicht. Vielleicht ist es auch die Überzeugung, im Leben alles überstehen zu können. Das kann Einbildung sein. Aber auch eine Erfahrung des Es-schon-mal-überlebt-Habens. Das ist der einzige Begriff, der mir einfällt. Ich kenne sonst kein Wort dafür.

Viele dieser Gedanken begleiten mich auf meinem langen Weg. Ich habe sie bislang nie in dieser Offenheit ausgesprochen. Außer gegenüber vom Tod bedrohten Patienten. Selbst gegenüber meiner Frau nicht. Das ist sicher nicht gut. Sie wird das Buch lesen, bevor es veröffentlicht wird, ebenso wie meine beiden älteren Kinder. Ich werde mich auf Fragen einstellen müssen.

Ich erkenne beim Schreiben aber auch: Es gibt so etwas wie eine unerreichbare innere Isolation. Kategorien wie »selbst verschuldet« oder »von anderen verschuldet« besitzen hier keine Bedeutung. Sie helfen nicht. Die Isolation ist einfach »da«. Eine Singularität des Seins. Nur das Selbst. Nur ich. In mir verstrickt.

Doch mir ist noch etwas anderes widerfahren. Ich spüre: Ich bin in vielem stärker geworden. Bin geduldiger, gelassener. Lasse mich nicht mehr so schnell aus der Ruhe bringen, wenn etwas nicht so läuft, wie ich es mir wünsche. Ernest Hemingway bringt es auf den Punkt, wenn er schreibt:

The world breaks everyone and afterwards many are stronger at the broken places.

***

Die Welt lässt jeden irgendwann zerbrechen. Im Anschluss sind viele stärker. Dort, wo sie gebrochen wurden.

Ernest Hemingway[2]

Die letzten Tage in der Reha

Den nächsten Tag beginne ich mit einem frühen Spaziergang zu meiner Kapelle. Aus Hamburg hat sich Professor Freimut Leidenberger zu mir auf den Weg gemacht. Er wird gegen Mittag da sein. Uns trennen knapp 30 Jahre. Er ist Mitte 70. Ein genialer

Gynäkologe, der vor einigen Jahrzehnten die Diagnostik und Hormonbehandlung sowie die Kinderwunsch-Therapie revolutioniert hat. Nicht nur in Deutschland. Einer der bescheidensten und beeindruckendsten Menschen, die ich je kennengelernt habe. Seit 2011 arbeitet er mit mir an der Vision, mithilfe von spezieller Software ärztliches Expertenwissen breitflächig verfügbar zu machen. Hunderte, wenn nicht Tausende Stunden widmet er der Idee, sein Wissen, seine jahrzehntelange Erfahrung an eine Art künstliche Intelligenz weiterzugeben, die sie praktisch überall verfügbar macht. Zu jeder Zeit. An jedem Ort. In jeder Sprache. So könnten viel mehr Menschen davon profitieren: egal ob in Europa, den USA oder Dritte-Welt-Staaten.

Obwohl er im Jahr zuvor eine komplizierte Herzoperation hinter sich gebracht hat, nimmt er für den Besuch eine stundenlange Zugfahrt in Kauf. Ich freue mich sehr darüber. Auch er erklimmt mit mir den Aufstieg zur Kreuzkapelle. Als wir oben sind, sagt er zu mir: »Ich bin mehr außer Atem als du! Wer von uns ist denn hier gerade in Reha?« Ein schelmisches Lächeln huscht über sein Gesicht. Ich sehe ihm an, dass er sich Sorgen macht. Er weiß: Wenn ich nicht an meine alte Position zurückkehren kann, steht ein Teil des Werkes auf dem Spiel, dem er sich in den letzten Jahren verschrieben hat.

Mein Stellvertreter Oliver Schauer besucht mich am nächsten Tag. Er hat sich mit allen Gesellschaftern besprochen: Mein Krankengeld wird tatsächlich aufgestockt auf mein ursprüngliches Gehalt. Ich bin dankbar dafür und gleichzeitig hoch motiviert, so schnell wie möglich herauszufinden, was mir beruflich noch möglich ist. Ich muss es Schritt für Schritt ausprobieren, nur so kann ich ergründen, was noch geht. Tief enttäuscht bin ich darüber, dass einige Gesellschafter keine Zeit für einen Besuch finden. Wir sind eigentlich gut befreundet, zumindest glaube ich das in jenen Tagen, und haben uns bis zu meinem Schlaganfall kontinuierlich per SMS oder Telefon ausgetauscht.

Erst im Nachhinein werde ich erkennen: Als ich meine berufliche Funktionsfähigkeit eingebüßt habe und es nicht schnell wieder besser wurde, war es auch mit der freundschaftlichen Verbundenheit vorbei. Seit Ostern 2016 haben wir keinerlei Kontakt mehr. Keine Zeile zu Geburtstagen. Kein Anruf zu Weihnachten. Und das, obwohl wir früher jeden Tag mehrere Stunden miteinander verbracht haben. Heute weiß ich: Es war falsch investierte Zeit.

Auch Oli geht mit mir spazieren. Ich erzähle ihm von meinem Plan, im Herbst zurückzukehren und ab Juli mit der beruflichen Selbsterprobung zu beginnen. Er sagt mir loyal jede Unterstützung zu. Hochanständig. Er ist einer der Menschen, denen ich voll vertraue. Als er aufbricht, gehe ich erneut los. Morgen – so nehme ich mir vor – muss es dreimal klappen mit meinem Gang. Die Nordic-Walking-Stöcke brauche ich nicht mehr. Ich merke: Die Zeit ist knapp. Ich muss mich beeilen. Die größten Fortschritte kann ich in den ersten Wochen und Monaten erreichen. Ich habe keine Zeit zu verlieren. Oli Murs, ein junger Sänger, der durch eine Casting-Show populär wurde, hat genau das besungen. Was mag ihm widerfahren sein?

We've learned to walk but now it's time to run
A change is gonna come
[…]
Troubled times, been a good friend of mine
Yeah it's been around a while keeping me down
But through it all, even with a broken soul
Here I am standing tall cause you're around
[…]
If everything's a constant battle, sometimes you won't win
If all our strengths turn into struggles we won't be giving in
We'll be living on an all time high

***

Wir haben gelernt zu gehen, nun aber heißt es zu rennen.
Die Veränderung wird kommen. Daran ist nicht zu rütteln.
[...]
Schwierige Zeiten waren lange meine Begleiter.
Und sie haben mich runtergezogen.
Doch nachdem nun alles überstanden ist, selbst wenn ich daran zerbrochen bin:
Ich stehe hier aufrecht, weil du da bist.
[...]
Wenn das alles ein ständiger Kampf ist, kannst du nicht immer gewinnen.
Selbst wenn sich alle deine Stärken in Auseinandersetzungen verstricken, werden wir nicht klein beigeben.
Es wird uns gut gehen.

Auszug aus »Change is Gonna Come« von Oli Murs, veröffentlicht 2010

Am vorletzten Tag der Reha stehe ich sehr früh auf. Meine drei Spaziergänge brauchen Zeit. Die Pausen dazwischen fülle ich mit meinen Anwendungen. Zwei davon möchte ich bis mittags geschafft haben. Zudem kommt nachmittags mein Freund Dr. Uwe Baumann mit seiner Frau Barbara. Uwe und ich kennen uns seit den 90er-Jahren. Er war damals Pharmamanager, ich ein junger, wilder und kreativer Filmemacher. Er ist ein Marketing-Genie und einer der klügsten Köpfe, die ich kenne. Ich habe viel von ihm gelernt. Sein messerscharfer Verstand ist hochgradig analytisch. Es ist zwar etwas schwierig, ihm bei Besprechungen zu folgen, weil er nach ein paar Minuten immer aufsteht und auf und ab geht, aber ich habe mich daran gewöhnt. Das Verhältnis von Uwe und mir ist von großer Offenheit und spaßhaften Provokationen geprägt. Vor einem Jahr hat er mich gebeten, Patenonkel seines Sohnes Yannick zu werden. Ich habe das als große Wertschätzung empfunden und versuche seitdem, meine Rolle gut auszufüllen. Außerdem gefällt mir die englische Übersetzung von Patenonkel. Sie lautet: Godfather. Cool, oder?

Ich habe zur Taufe (mit Konfirmation am selben Tag) meinem Patenkind einen Brief geschrieben und versucht, ihm meine Gedanken zu Glauben, Christsein und Nächstenliebe transparent zu machen. Ich versuche mehrfach im Jahr, Uwe, Barbara und Yannick in deren Heimat in der Nähe von Erlangen privat zu treffen. Wenn das gelingt, entspannen sich oft lange Gespräche über Gott und die Welt.

Für mich ist der Glaube ein wichtiger Bestandteil meines Lebens. Erst nach unserem Umzug nach Mainz habe ich mich selbst taufen lassen – hier in Gonsenheim. Als sehr bewusste Entscheidung. In der Evangelischen Kirchengemeinde. Beim obligatorischen Taufgespräch habe ich unsere Pfarrerin und meine heutige Jogging-Partnerin kennengelernt.

Ich selbst war nicht getauft. Meine Eltern gehören einer evangelischen Freikirche an, die eine Taufe im Erwachsenenalter favorisiert. So wurde ich weder getauft noch konfirmiert. Nach einer Phase massiver Glaubens-Kritik zu Beginn des Medizinstudiums ist es mir im Laufe der Zeit jedoch gelungen, mein zunehmendes naturwissenschaftliches Verständnis mit dem Thema Glauben in Einklang zu bringen. Das war für mich jedoch ein echt schwieriger Weg. Ich habe versucht, das mit dem – von mir selbst gewählten – Taufspruch damals auszudrücken, der gleichzeitig die Segensformel ist: »Und der Friede Gottes, der höher ist als all unsere menschliche Vernunft, bewahre unsere Herzen und Sinne in Jesus Christus.«

Heute glaube ich, dass beide Welten nebeneinander existieren. Also Glaube und Wissenschaft. Es sind verschiedene Beschreibungsebenen. Heißt konkret: Die Naturwissenschaft sollte nicht versuchen, Menschen ihren Glauben abzusprechen, und die Theologie sollte nicht versuchen, Glaubensinhalte »beweisen« zu wollen, oder Andersdenkende mit Macht zu missionieren suchen. Für mich ist dieses Gegeneinander aus Glaube und Wissenschaft ein fatales Missverständnis der Moderne. Nach anfänglicher Begeisterung für vermeintlich wissenschaftlich fundierte Bücher wie *Und die Bibel hat doch Recht* oder die Kritik vieler »Kreationisten« an der Evolutionstheorie, habe ich (für mich) später erkannt: So leicht können wir es uns leider nicht machen.

Ich bin überzeugt, wir sollen den uns gegebenen Verstand einsetzen und uns an jede Frage heranwagen – ob uns die Antworten gefallen oder nicht. Ich habe mir meinen Glauben bewahrt, weil mir eine fundamentale Erkenntnis geholfen hat: Gäbe es auch nur den Hauch eines Gottesbeweises aus den Händen der Naturwissenschaften, wäre uns allen die Möglichkeit genommen zu wählen: glauben oder nicht daran glauben.

Uwe selbst kann mit dem Thema Glauben eher wenig anfangen. Doch die naturwissenschaftlich geprägten Diskussionen mit ihm haben mich immer weitergebracht. Er nimmt mir gegenüber kein Blatt vor den Mund (ich allerdings ihm gegenüber auch nicht) und hat mir mehr als einmal die Schwächen meiner Glaubens-Argumentation aufgezeigt. Das hat mir geholfen. Auch wenn ich es nie zugegeben habe.

Jetzt sind Uwe und Barbara hier. Uwe schildert in gewohnter Offenheit seinen Eindruck. »Du torkelst hier ja ganz schön rum, Dierk. Bekommst du das in den Griff?« Es ist ein gutes Treffen. Wir sitzen in der Eingangshalle der Klinik und unterhalten uns lange. Auch dieser Tag in der Rehaklinik neigt sich seinem Ende entgegen. Es ist der vorletzte. Für Montag bekomme ich schon keinen Anwendungsplan mehr. Ich werde nicht mehr hier sein. Ich bin gespannt, was mich anschließend erwartet. Was kommt jetzt?

Diese Frage wird für mich langsam drängender. Das Gefühl, vieles erreicht zu haben, ist gut – doch ich bin noch meilenweit von meiner alten Form entfernt. Mein Schlaganfall ist jetzt knapp acht Wochen her, und meine anfängliche Selbsteinschätzung »Für das hier brauche ich bestimmt acht Wochen« längst Makulatur. In mir formt sich der Gedanke, eine ambulante Rehabilitationsmaßnahme anzuschließen. Das würde bedeuten, jeden Tag für etwa vier bis sechs Stunden in eine Klinik zu fahren, um dort weitere Anwendungen zu bekommen. Mir ist klar, dass ich in meiner aktuellen Verfassung nicht in mein altes Leben zurückkehren kann. Widerstrebend gestehe ich mir ein: Das hier wird locker noch ein halbes Jahr brauchen.

Ich schreibe eine kurze Mail an meinen betreuenden Arzt in Mainz. Er unterstützt mein Vorhaben, eine ambulante Rehabilitation anzuschließen. In Mainz und Wiesbaden gibt es geeignete Kliniken.

4

Alles auf Anfang

Mein Herz rast

Die ambulante Rehabilitation ist nun seit einer Woche beantragt. Ein einfaches Formular reicht. Eigentlich. Ich denke nicht im Traum daran, dass es ein Problem geben könnte. Doch es gibt eines. Ein großes sogar. Meine Krankenkasse lehnt die ambulante Rehabilitationsmaßnahme ab: Ambulante Einzelmaßnahmen seien doch gewiss ausreichend.

Schuld daran ist nicht zuletzt ein fehlerhafter vorläufiger Entlassbrief aus der stationären Rehaklinik, der mir bei meiner Entlassung mitgegeben wird. Ich verfasse mehrere freundliche Schreiben an den Chefarzt. Sogar per Einschreiben. Sie kommen an. Doch alle bleiben unbeantwortet. Im abschließenden Entlassbrief wird dann doch – stillschweigend – einiges geändert. Eigentlich sollte der abschließende Entlassbrief den vorläufigen ergänzen, nicht ihm widersprechen. Trotz offensichtlicher Fehler: kein Wort der Entschuldigung. Kein Wort des Bedauerns. Nichts. Wie kann man sich als Arzt nur so verhalten? Wieder fällt mir der Benimmkurs aus Gießen für junge Mediziner ein. Ich entschließe mich, das Verhalten zu ignorieren.

Da ich ohnehin kaum noch Ressourcen habe und die Sache schnell abschließen möchte, beschließe ich, gegenüber meiner Kasse in den Frontalangriff überzugehen. Krankenkassen sind riesige Tanker – öffentlich-rechtlich noch dazu. Man kann ihnen nicht drohen. Das Einzige, was möglich ist, ist es, den Sachbearbeiter ein wenig nervös zu machen – sollte ein falscher Bescheid von ihm, in meinem Fall die Ablehnung, erhebliche Mehrkosten verursachen, kann das durchaus einen Knick in der vermeintlich sicheren Laufbahn bedeuten.

Man darf durchaus die Meinung vertreten, dass es bei den Kassen eine Praxis der Pauschalablehnung gibt – erst mal alles ablehnen, was nicht völlig offensichtlich ist, in der Hoffnung, dass Betroffene frustriert aufgeben. Ob nun im Recht oder nicht. Aber: Versicherte sind keine Bittsteller. Es existieren Verträge mit Zahlungs- und Leistungsverpflichtungen. Ich weise in meiner Begleit-Mail an die Kasse vorsorglich darauf hin, dass ich im Falle zukünftiger körperlicher Einschränkungen ein medizinisches Gutachten in Auftrag geben würde, das dann klären solle, ob diese Einschränkungen gegebenenfalls durch intensivere Therapiemaßnahmen hätten verhindert werden können. Und dass ich, fiele es in meinem Sinne aus, durchaus gewillt wäre, die Kasse auf Schadensersatz zu verklagen.

Ich rufe einen mir bekannten Neurologen an, der sich meiner annimmt und bereit ist, mich zu untersuchen und zu beurteilen, ob aus seiner Sicht eine ambulante Rehabilitation sinnvoll ist. Kollege Dr. Klaus Hartmann in Eltville hat meiner Frau vor einigen Jahren ermöglicht, ihre für die Weiterbildung zur Psychiaterin vorgeschriebenen neurologischen Erfahrungen in seiner Praxis zu sammeln. Als ich auf der Stroke-Unit in akuter Lebensgefahr schwebte, hat meine Frau mehrfach bei ihm telefonisch Rat gesucht. Dabei hat er ihr auf der einen Seite reinen Wein eingeschenkt, auf der anderen Seite aber auch Hoffnung verbreitet.

Meine Frau beschreibt ihn als hoch präzise, zielorientiert, evidenzbasiert und fokussiert. Und auch als weniger emotional, als sie selbst es ist. Das ist jedoch genau das, was ich nun dringend brauche. Ich möchte kein Mitleid. Ich möchte wissen, wie es jetzt weitergehen kann. Zudem möchte ich eine Beurteilung meiner medizinischen Situation. Kollege Hartmann gibt mir einen schnellen Termin außer der Reihe. Ich bin ihm sehr dankbar dafür.

Ich sitze auf der Bank vor seinem Sprechzimmer und bin echt nervös. Die Mitarbeiterinnen in seiner Praxis sind nett und zuvorkommend. So habe ich sie schon von den wenigen Begegnungen zuvor in Erinnerung. Ich merke aus dem Augenwinkel, dass fragende Blicke auf mir ruhen. Ich kann das gut verstehen. Auch sie haben eine Erinnerung an mich. Wie hat sich mein Bild verändert? Was genau merkt man mir an?

Endlich ein Weißkittel, der mir zuhört

Es ist eine Erfahrung, die ich häufig mache, seitdem ich mich wieder in die Öffentlichkeit wage. Ich werde von Menschen, die um mein Schicksal wissen, regelrecht taxiert. Treffen sich ihr und mein Blick zufällig, wandern die Augen beschämt zu Boden.

Ich stelle für mich fest: Offene Fragen sind mir am liebsten. Und kein Drumherumgerede. Auch davon kann ich berichten. »Mensch, siehst du toll aus. Also, man merkt dir ja gar nichts an.« Das mag im besten Fall gut gemeint sein, meistens spiegelt es wohl aber eher das Unvermögen meines Gegenübers wider, passende Sätze über existenzielle Erfahrungen zu finden. Oft wohl auch aus Angst, auf aufkommende Fragen für sich selbst keine Antwort parat zu haben. Bei flüchtigen Bekannten ist mir das egal. Bei vertrauten Menschen überstrahlt eine solche Oberflächlichkeit die Beziehung jedoch sehr negativ. Manches zerbricht. Doch auch das Gegenteil geschieht: Mir nur wenig bekannte Menschen fragen mich ganz offen nach Erkrankung, Tod und meinem Umgang damit. Fast wirkt es auf mich wie eine tiefe Sehnsucht, endlich einmal mit jemandem darüber sprechen zu können. Solche Gespräche freuen mich, sehr sogar. So entsteht unerwartet manch tiefe Verbundenheit. Mit Oberflächlichkeiten aber kann ich zunehmend weniger anfangen.

Wie eingeschränkt und wenig selbstreflektiert glaubt mein Umfeld eigentlich, dass ich nun bin? Ich habe seit Mai knapp zehn Kilogramm an Gewicht zugelegt und laufe, als hätte ich ständig starke Rückenschmerzen. Im besten Fall. Auch wer von meinem Schlaganfall nichts weiß und mich von früher kennt, merkt doch sofort, dass etwas ganz und gar nicht stimmt.

All das geht mir hier auf der Praxisbank in Eltville durch den Kopf. Nach ein paar Minuten bin ich bereits dran. Kollege Hartmann nimmt sich viel Zeit – und was mich besonders beeindruckt: Er hört mir zu. Er signalisiert mir sein authentisches Interesse daran, zu verstehen, wo ich in Zukunft hinmöchte. In meiner Wahrnehmung ist das das erste Mal seit dem 6. Mai, dass mir ein Arzt so begegnet. Er möchte wissen, was meine Hoffnungen und Erwartungen sind. Als ich ihm von meinem Ziel berichte, bis Jahresende wieder arbeiten zu können, versucht er mir schonend beizubringen, dass dies vielleicht zu ambitioniert sein könnte. Wahrscheinlich weiß er von meiner Frau von meinem Ehrgeiz und meiner Sturheit, wenn es darum geht, eigene Ziele zu erreichen. Er untersucht mich ausführlich und sagt mir dennoch längst nicht nur die Dinge, die ich hören möchte. Doch von ihm kann ich das Ungewollte annehmen. Ich nehme mir an diesem Tag vor, in Zukunft mit meinen Patienten ganz offen zu reden, wenn sie dies wünschen – nachdem ich vorher verstanden habe, was für ein Typ Mensch sie sind.

Zurück in die Praxis. Was mir sehr gut gefällt: Kollege Hartmann geht partnerschaftlich mit mir um. Erörtert das Für und Wider. Zudem passt seine Art zu meiner: die Karten auf den Tisch. Welches Blatt ich dann spiele, muss ich entscheiden.

Es ist seit dem 6. Mai vieles besser geworden – ein riesengroßer Erfolg. Aber vieles ist eben auch geblieben. »Ich bin echt überrascht, dass Sie vom Taxi selbstständig in meine Praxis laufen konnten nach all dem, was Ihnen im Mai erst widerfahren ist.«

Nach dem Termin muss ich mir eingestehen: Ich habe bei einer Reihe von Teilaspekten schlicht gelernt, damit zu leben, weil ich nicht mehr alles mit dem Zustand vergleiche, den ich vor dem 6. Mai hatte, sondern mit dem von gestern. Das ist neu für mich. Die Zeit verändert Sichtweisen. Deshalb belasten mich viele Einschränkungen nun offensichtlich weniger. (M)ein Lernprozess. Am Ende bestätigt Dr. Hartmann die Sinnhaftigkeit einer ambulanten Rehamaßnahme und verfasst ein Schreiben an die Krankenkasse. Ich lege es meinem Widerspruchsschreiben bei.

Meine Einlassung zeigt unerwartet schnellen Erfolg. Binnen Kurzem flattert die Bestätigung zur Kostenübernahme ins Haus. Nicht nur für drei Wochen, sondern gleich für zweimal drei Wochen. Das ist mir fast schon zu lange, möchte ich im August doch in den Urlaub fahren.

Infolge dieser Erfahrung werde ich mit unberechtigt ablehnenden Bescheiden der Kasse bei meinen Patienten später sportlich umgehen. Ich lasse mich gerne auf Auseinandersetzungen ein, wenn das Recht auf der Seite meiner Patienten ist. Nach meiner Erfahrung liegt tatsächlich einiges im Argen.

Vorhofflimmern

Während ich die Unterlagen mit der Zusage abhefte, beginnt mein Herz wie wild zu schlagen. Ich taste meinen Puls. Von 60 ist er auf über 100 hinaufgeschnellt. Ein Verdacht drängt sich mir auf: Das könnte das Vorhofflimmern sein, dem die Mannheimer Kollegen über 30 Tage im Fern-EKG erfolglos nachgespürt haben. Der Grund für meinen Schlaganfall? Zum Glück wird mir nicht schwindelig. Mein Herz ist stark genug, um ohne Beeinträchtigungen mit dem schnellen Puls und dem Wegfall der Pumpkraft der Vorhöfe klarzukommen. Leider ist der Beweis für ein solches Vorhofflimmern nur per EKG zu erbringen. Springt der Rhythmus später wieder zurück, geht die Jagd von vorne los.

Ich suche meinen ärztlichen Notfallrucksack, den ich seit Wochen nicht mehr angerührt habe und in dem sich ein kleines EKG-Gerät befindet. Mit pochender Brust greife ich hinein und finde das Taschen-EKG. Ich ziehe mein T-Shirt aus und beklebe mich mit den drei Elektroden. Dann drücke ich den ON-Knopf. Nichts passiert. Alle Leuchtdioden bleiben dunkel. Was ist los? Reflexhaft öffne ich das Batteriefach. Es ist leer. Ein Verdacht beschleicht mich: In unserem Haus mangelt es permanent an Batterien für die vielen Fernbedienungen. Könnte eines meiner Kinder die kleinen Stromquellen dafür stibitzt haben? Mit freiem Oberkörper, drei Klebeelektroden darauf und dem EKG in der Hand gehe ich ins Wohnzimmer. Niemand da. Zum Glück. Der Anblick wäre mindestens für Freunde meiner Kinder sicher »etwas schräg« gewesen. »Das ist der Typ mit dem gegrillten Hirn. Sieht man ja.« Über den Gedanken muss ich selbst schmunzeln. Möge jetzt niemand klingeln. Das dumpfe Pochen im Brustkorb holt mich zurück in die Realität. Ich rufe nach oben: »Hat jemand die Batterien aus meinem EKG geklaut?« Unsere zwei Mädels sind zu Hause. Sie antworten so, wie es auf einem Frühstücksbrettchen in unserer Küche steht: »Ich war's nicht!« Auf die Antwort hätte ich schon vorher wetten können. Also gehe ich hinüber zum Fernseher, fummle drei Batterien aus zwei Fernbedienungen und stecke sie ins EKG-Gerät. Kompliziert, wenn mit links fast nichts geht. Das EKG erwacht zum Leben. Das Display wird hell. Linien zeichnen sich ab. Auf den ersten Blick sehe ich: Die sogenannte P-Welle fehlt. Die QRS-Komplexe erscheinen unregelmäßig. Das heißt: Die Vorhöfe feuern wie wild vor sich hin, flimmern unkontrolliert, und die Herzkammern übernehmen daraus ab und zu einen Impuls und pumpen – dadurch der schnelle Puls und das unregelmäßige Schlagen. Da ich weiß, dass mir keine unmittelbare Gefahr droht, bin ich gelassen. Mir wird aber auch klar: Durch das Vorhofflimmern bilden sich nun »Totwasserzonen« im Herzen, weil dort fast keine Strömung herrscht. Das Blut kann in diesen Totwasserzonen gerinnen. Es bilden sich kleine Klumpen, die als gefährliche Fracht mit dem Blutstrom ins Gehirn gerissen werden und einen Schlaganfall verursachen können. Ist genau das am 6. Mai passiert? Da solche Episoden oft unbemerkt, zum Beispiel nachts, auftreten können, ist die Wahrscheinlichkeit sehr hoch. Im Moment nehme ich nur Aspirin und ein weiteres Medikament (Clopidogrel) – beide können mich vor solchen Blutgerinnseln jedoch nicht effektiv schützen. Schon 30 Sekunden Vorhofflimmern reichen, um mein Risiko für einen weiteren Schlaganfall erheblich zu steigern.

Dann normalisiert sich mein Herzschlag – von jetzt auf gleich. Der Rhythmus ist wieder normal. Zum Glück habe ich alles aufgezeichnet. Das Problem ist jetzt: Meine Vorhöfe sind durch das Flimmern so erschöpft, dass sie für bis zu vier Wochen nicht mehr mitspielen. Sie nehmen am Pumpvorgang schlicht nicht teil. Damit können sich für 30 Tage weiterhin Gerinnsel bilden und auf ihre gefährliche Reise geschickt werden. Jederzeit.

Ich rufe in der Uniklinik Mainz an und lasse mich mit der Kardiologie verbinden. Man rät mir, direkt auf die Vorhofflimmer-Station zu kommen. Ich packe ein wenig Wäsche und Badutensilien ein. Ich möchte eigentlich nicht noch mal länger ins Krankenhaus. Meine Frau fährt mich. Die Kollegen auf der Station – gefühlt alle halb so alt wie ich – nehmen mich nicht ernst: »Und Sie wollen Vorhofflimmern haben, ja?« Sie geben mir das Gefühl, ein hypochondrischer, hirnverbrannter Volltrottel zu sein. Fast schon verteidigend zücke ich das EKG-Gerät und schalte es ein. So was hat der junge Arzt wohl auch noch nicht erlebt – ein Patient mit eigenem EKG-Gerät. Der kleine Bildschirm füllt sich mit dem aufgezeichneten Rhythmusbild. »Und wie nennen Sie das hier, Herr Kollege?« Ich presse die Worte beinahe hinaus. So sauer bin ich. Der unerfahrene junge Mann hätte auch einfach mal fragen können. Er scheint seinen verpatzten Start nun langsam zu erkennen.

So lande ich schließlich in einem netten Einzelzimmer. Ich werde mit dem Kontrollmonitor verkabelt. Die Kurve meiner Herzströme zeigt einen normalen Sinus-Rhythmus. Nach zwei Stunden kommt der Chefarzt und bespricht mit mir die zu Hause aufgezeichnete Kurve. »Sie haben recht. Das war ein lupenreines Vorhofflimmern, das Sie ins Gerät gebannt haben. Das könnte die Ursache für Ihren Schlaganfall gewesen sein. Gut, dass das jetzt klar ist. Nun können wir intensiver medikamentös vorbeugen, Sie antikoagulieren.« Damit meint er, dass die Substanzen Aspirin und Clopidogrel, die ich bislang einnehme, nur die Blutplättchen am Verklumpen hindern – ein sicherer Schutz vor einem weiteren Schlaganfall ist das jedoch nicht. Eine Antikoagulation bedeutet, dass die Gerinnungsfaktoren im Blut gehemmt werden – das wirkt viel intensiver. Bis zu 80 Prozent aller stattfindenden Schlaganfälle können so vermieden werden. Ich nicke. Jetzt ist zwar klar, was meinen Schlaganfall ausgelöst hat (also doch kein Stress), doch dank der jetzt auf mich zukommenden, noch intensiveren Blutverdünnung sind ab sofort auch alle verletzungsgefährdenden Tätigkeiten tabu. Jeder kleine Sturz könnte mich innerlich verbluten lassen. Mit meinem kleinen Blutungsunfall nach dem Fahrradsturz ist das nicht mehr zu vergleichen. Die Antikoagulation ist die stärkste Waffe, die wir im Kampf gegen Blutgerinnsel kennen. Ganz egal also, ob ich meinen Gleichgewichtssinn wieder in den Griff bekomme: Viele meiner Hobbys sind damit Geschichte. Snowboarden, Motorradfahren, Klettern. Ich muss nun für mich selbst entscheiden, welche Risiken ich eingehen möchte – und welche nicht. Fahrradfahren möchte ich jedenfalls weiterhin. Klar kann ich auch dabei stürzen. Doch ein Unfall könnte mich auch im Auto ereilen. Ich kann mich nicht vor allem schützen.

Bereits nach ein paar Stunden kann ich wieder nach Hause. Es gibt nichts weiter zu tun. Mir geht durch den Kopf, dass ein solches Vorhofflimmern das eigene Schlaganfallrisiko um das bis zu 13-Fache steigert. Allen Medikamenten zum Trotz. In mir tickt also eine Zeitbombe. Dass ständig die Gefahr besteht, einen erneuten Anfall zu erleiden, wusste ich schon vorher. Jetzt fühle ich es jedoch auch. Ich höre das Ticken in mir.

Bis heute bleiben mir Nebenwirkungen (Blutungen) weitgehend erspart. Gerade die neuen Antikoagulantien sind viel sicherer als ihr Vorgänger, den viele kennen: das Marcumar. Ich entscheide mich daher für den Wirkstoff Apixaban.

Obwohl ich selbst beim Gehen noch sehr wackelig bin, möchte ich mit Macht das Joggen wieder versuchen. Da meine Laufstrecke durch den Wald direkt vor unserem Haus beginnt, kann ich einfach meine Schuhe anziehen und loslaufen. Obwohl selbst das Anziehen bereits ein Kraftakt ist.

Ich fange an zu laufen. Es fühlt sich gut an. Doch schon nach wenigen Hundert Metern bin ich total fertig. Wie kommt das? Meine Kondition ist doch noch immer in Ordnung!? Die Erklärung ist ganz einfach: Durch mein »gegrilltes« linkes Kleinhirn sind meine über Jahrzehnte abgelegten Bewegungsprogramme zerstört worden. Ich laufe total unökonomisch. Beim Gehen fällt das weniger auf. Jetzt, beim Joggen, kostet es mich ein Vielfaches der Kraft, die ich sonst benötige. Es ist, als wäre ich auf der linken Seite in einen hinderlichen Taucheranzug gepackt, der sich jeder Bewegung dehnend entgegenspannt und sie so erschwert. So lange habe ich noch nie für meine Tour gebraucht. Ich entschließe mich dennoch, die zehn Kilometer zu absolvieren – dann eben größtenteils gehend. Am Ende bin ich geschafft, aber zufrieden.

Der Juli ist angebrochen. Meine ambulante Rehabilitation in Wiesbaden beginnt. Morgens werde ich von einem Fahrer zu Hause abgeholt, der auf dem Weg zur Klinik weitere Mitpatienten aufsammelt. Der Sommer ist heiß und drückend. In der Klinik werde ich zunächst von zwei Kolleginnen untersucht. Mein Rehaplan wird zusammengestellt: Gleichgewichtsübungen, Fitness, Logopädie und Neuropsychologie. Mir gefällt alles gut, es unterstützt meine Ziele. Am meisten sagt mir die Neuropsychologie zu. Ich sitze vor dem Computer und trainiere Sehsinn und Reaktionsvermögen. Ich trete mit mir selbst in eine Art Wettbewerb. Ich kann vergleichen, ob ich besser geworden bin.

Das Vertrauen sinkt

Auch an anderer Stelle geht es vorwärts. Zwar bin ich nach acht Wochen noch meilenweit von meiner früheren Form entfernt, doch ich nehme mir vor, mich in kleinen Schritten wieder beruflich zu erproben. In Meetings und Präsentationen. Ich bespreche das mit meinem Anwalt. Knifflig, wenn man krankgeschrieben ist – aber bei guter Dokumentation und voller Transparenz möglich. Ich möchte mir dies zumuten. Es passt zu mir. Ich möchte verstehen, was ich noch – beziehungsweise wieder – kann. Bammel habe ich natürlich schon. Nein, es ist eher Angst – gepaart mit der Hoffnung, etwas Gutes zu erleben.

Einer der vielen Gesellschafter unserer Firma meldet sich. Vor einigen Monaten habe ich eine Idee entwickelt, wie man aus anonymen Verordnungsdaten auf Praxis-Computern Rückschlüsse auf Wirkungen und Nebenwirkungen von Medikamenten ziehen kann. Eine riesige Chance, neues Wissen zu entdecken – ohne dass man auf einzelne Menschen oder deren Erkrankungen rückschließen kann. Eine Art Schwarmintelligenz. Die Idee kam so gut an, dass ein großer Inhaber von Versorgungsdaten sogleich einen Kooperationsvertrag unterschrieben hat. Einige große pharmazeutische Unternehmen interessieren sich nun brennend dafür. Sie hoffen auf neue Erkenntnisse aus der echten Versorgungswelt und wünschen eine Präsentation mit allen Informationen. Erste Pressemeldungen haben für Aufsehen gesorgt. Die Gesellschafter bitten mich jetzt, dies erprobend zu übernehmen und das Team zu leiten, das die Vorbereitungen durchführt. Eigentlich eine leichte Übung für mich. Nun aber ein Kraftakt. Ich schreibe also die notwendigen Algorithmen, zugeschnitten auf die Medikamente derjenigen Firmen, die uns eingeladen haben (es ist schon cool, mehr über deren Medikamente zu wissen als die Verantwortlichen selbst), und gebe sie dem Auswertungsteam einer kooperierenden Firma zur Umsetzung.

Wenige Tage vor der ersten Präsentation treffen wir uns in großer Runde zur Vorbesprechung. Alle sind da: das Team, mehrere Gesellschafter, eine Vertreterin des externen Partners für Rohdaten. Ein halb öffentlicher Termin also. Ich bin extra mit dem Taxi aus der Klinik in Wiesbaden nach Mainz gekommen. Tage vorher habe ich mir den Foliensatz angesehen und um Entfernung diverser Grafiken und Abbildungen gebeten, weil sie medizinisch schlicht falsch oder unsinnig sind. Der Termin beginnt. Ein Kollege der kooperierenden Firma präsentiert die Folien – die von mir eigentlich aussortierten finden sich jedoch nach wie vor darin. Alle. Ich bin sprachlos und weise freundlich auf das vermeintliche Versehen hin. Doch er verteidigt die Folien, Grafiken und Ergebnisse.

Ich bin tief getroffen. Verletzt. Entsetzt. Zuvor gab es kein Wort mir gegenüber darüber. Keinen Hinweis. Keine Frage. Er hätte sich doch wenigstens mit mir abstimmen können, schließlich bin ich der Teamleiter. So viel Niedertracht auf offener Bühne hatte ich nicht erwartet. Bin ich neuerdings naiv geworden? Mir ist klar: Entweder ich zeige nun Stärke und gehe diese offensichtliche Untergrabung meiner Autorität offensiv an, oder ich werde zur »lahmen Ente«. Ich entschließe mich, auf das Herausnehmen der Folien zu bestehen. Doch ich bin – das muss ich rückblickend wirklich zugeben – wenig souverän und agiere viel zu laut. Ein Tribut an meine dünnhäutige Situation. Ich wirke völlig »durch den Wind«. Anders als sonst. Die übrigen Anwesenden wissen nichts vom Vorgehen meines Kollegen und sind von meinem aggressiven Verhalten irritiert. Eine schwierige Situation, die ich nicht schaffe aufzulösen. Das Ergebnis: Die Folien bleiben drin. Gegen mein ausdrückliches Veto als Arzt und Teamleiter. Selbst die mir eigentlich freundschaftlich verbundenen Gesellschafter springen mir nicht mehr bei. Eine klare Niederlage. Ich trage an diesem Freitagnachmittag eine tiefe Verletzung meines Selbstbewusstseins davon. Das tut mir nicht gut – gehört aber wohl dazu.

Viele Menschen erzählen mir später von ähnlichen Erlebnissen. Im Anschluss ziehe ich mich in mein Büro zurück und muss erst mal durchatmen. Obwohl, durchatmen ist falsch. Ich vergieße bittere Tränen des Selbstmitleids. Ich verachte mich dafür. Mir wird klar: Mein berufliches Umfeld vertraut mir nicht mehr. Zwar brauchen sie mich noch, doch auch hier tickt nun die Uhr. Nach dem Meeting schreibe ich eine lange SMS an meinen Stellvertreter. Ich teile ihm mit, was sich zugetragen hat und dass ich Zweifel habe, wie lange ich mit diesen offen zur Schau gestellten Dissonanzen klarkomme. Es ist erst der Anfang. Ich bestrafe mich selbst für meinen Misserfolg, indem ich bei brütender Hitze im Anzug nach Hause laufe. Elf Kilometer in unbequemen Lederschuhen. Wie Dobby, der kleine Hauself, aus Harry Potter. Ich reagiere kindisch.

Meine ambulante Rehabilitation geht weiter. Morgens mit dem Bus hin, Mitpatienten abholen, bis zu fünf Anwendungen pro Tag, nachmittags zurück – dazwischen warten im Aufenthaltsbereich. Wie schon in der stationären Reha starte ich meinen persönlichen Eskapismus. Ich unterhalte mich wenig mit Mitpatienten, geselle mich mittags nicht zum Mittagessen in der Kantine. Lieber bin ich für mich, gehe in den Apothekergarten gegenüber. Der Ort ist mir vertraut. Zwei Häuser entfernt habe ich in der Deutschen Klinik für Diagnostik (DKD) meine Zeit als Arzt im Praktikum verbracht und meine Doktorarbeit »gebaut«. Meine Gedanken wandern zurück, es tut gut: Die Zeit von Studium und Medien war anspruchsvoll. Direkt nach dem Abitur konnte ich einen Hospitationsplatz in Mainz bei Radio RPR ergattern. Meine Zeit bei der *Nassauischen Neuen Presse* und einige erste Rundfunkbeiträge für den Hessischen Rundfunk hatten mich dafür qualifiziert. 1989 hat meine Karriere in der Wilhelm-Theodor-Römheld-Straße in Mainz begonnen. Jeden Tag bin ich mit meinem kleinen Fiat Uno etwa 100 Kilometer dorthin gefahren. Um halb sechs morgens ging es los. Ich hatte ganz gute Ideen für zehn Radiobeiträge. Der damalige Studioleiter sagte zu mir: »Wenn Sie daraus bis zum Ende Ihrer Hospitanz sendefertige Beiträge machen, bekommen Sie eine Festanstellung.« Eine Festanstellung als Redakteur ist in den Medien so etwas wie der Heilige Gral. Erst recht nur mit Abitur in der Tasche, ohne Studium. So habe ich mich ins Zeug gelegt. Es tatsächlich geschafft. Und die Anstellung dann doch abgelehnt. Ich wollte Medizin studieren. Ich bin froh, dass ich mich nicht habe »verführen« lassen.

Schon wenige Monate später wechselte ich ins RPR-Studio nach Koblenz. Dort durfte ich Moderator sein. Das ging echt nur in den wilden Frühzeiten des Privatrundfunks. Gleichzeitig begann mein Studium. Morgens bis Viertel nach neun Frühdienst im Radio, dann ab auf die Autobahn. Etwa 100 Kilometer galt es, nach Gießen an die Uni zu fahren. Ich war mehr als einmal todmüde in Vorlesung oder Praktikum.

Und jetzt sitze ich in brütender Hitze hier im Apothekergarten in einer Rehapause und muss mir eingestehen, dass ich so was bei Weitem nicht mehr schaffen würde.

Ben Streubel ruft mich an. Diesmal fällt seine Ferndiagnose schon deutlich positiver aus. »Für mich hörst du dich eigentlich wieder ganz normal an, Dierki. Du modulierst zwar noch nicht so wie früher mit deiner Stimme, aber du klingst jetzt zumindest wie sonst an einem schlechten Tag.« Das freut mich und reißt mich ein wenig aus meiner Lethargie.

Am nächsten Tag sitze ich im geräumigen Foyer der Klinik und beobachte, wie eine Reihe Bewerber das Haus betreten. Ich erkenne sie an ihren schicken Klamotten und der typischen »Unterlagenmappe«. Ich frage mich, ob ich das nun auch wieder könnte: mich bewerben. Einen guten Eindruck machen. »Ja«, fühle ich. Ich bin wieder kurz davor. Aller Skepsis der Prognosen, aller Ungewissheit, aller Bedenken zum Trotz. Wie viele Bekannte, Freunde, Therapeuten haben mir in den letzten Monaten zu verstehen gegeben, ich solle mein Schicksal endlich annehmen, sprich: mich damit abfinden, nie wieder beruflich tätig sein zu können. Solche Ratschläge haben mich mehr als einmal beunruhigt. Und wenn sie nun doch recht haben? Immer wieder habe ich mir dann gesagt: Lass dich nicht beirren!

A thousand skeptic hands won't keep us from the things we plan
Unless we're clinging to the things we prize
And do you feel scared, I do
But I won't stop and falter
And if we threw it all away
Things can only get better

***

Tausende Skeptiker werden uns nicht von unseren Plänen abbringen können,
bis wir erreichen, was wir erträumen.
Hast du Angst? Also, ich schon!
Aber ich werde nicht ruhen oder schwanken.
Und wenn wir das alles überstanden haben,
kann die Zukunft nur besser werden.

Auszug aus »Things Can Only Get Better« von Howard Jones, veröffentlicht 1985

Doch noch warten einige Schatten auf mich. Ein paar Tage später stellen mir einige Gesellschafter einen Kollegen vor, ebenfalls ein Arzt, den ich bitte in alles einführen möge und der das Team zukünftig beraten soll. Ich führe ihn wunschgemäß ein. Offen. Transparent. In mehreren Treffen. Gedankt wird es mir nicht. Eher im Gegenteil. Ich schaufle mein eigenes Job-Grab. Ich mache mich ersetzbar.

Wenige Tage später findet der Präsentationstermin in hochkarätig besetzter Runde bei einem Interessenten aus der pharmazeutischen Industrie statt. Einem der größten Pharmakonzerne der Welt. Während wir noch an der Anmeldung stehen, gesellt sich der Kollege zu mir, der meiner Bitte nach Austausch der Folien nicht nachgekommen ist, und raunt mir zu, dass man meinen Algorithmus eigenmächtig verändert habe. Einfach so. Ohne Info vorab. Fünf Minuten vor Präsentationsbeginn. Ich mache gute Miene zum bösen Spiel, denn ich muss die Präsentation halten. Wenn ich gleich im Termin nach Details gefragt werde, bin ich bloßgestellt. Ich spüre Angst und unfassbaren Ärger in mir aufsteigen. Das hatte ich bei Präsentationen noch nie.

Meinen Schlaganfall thematisiere ich offen in der Präsentation. Zeige sogar den erwähnten CT-Scan. Ein anerkennendes Raunen geht um den Tisch. Man hört mir gespannt zu. Die Präsentation gelingt trotz des Ärgers zuvor gut. Die Anwesenden sind von den Möglichkeiten der Analyse fasziniert. Ich hingegen bin angeschossen. Das ist nicht mehr das Team, mit dem ich vier Jahre so erfolgreich zusammengearbeitet habe, das ich aufgebaut habe.

Dieser Eindruck verstärkt sich in den nächsten Wochen, während deren ich immer häufiger den Weg ins Büro auf mich nehme. Szenen wie die vor der Präsentation bleiben keine Ausnahme. Immer wieder werde ich in den folgenden Wochen hinter- und übergangen. Später lasse ich meine Erinnerungen an diese

Zeit von meinem damaligen Mitarbeiter Oliver Schauer kritisch prüfen, um sicherzugehen, dass meine Wahrnehmung mich nicht täuscht. Er bestätigt die Fakten uneingeschränkt: Ich wurde eiskalt abserviert. Irgendwann reicht es mir. Ich habe erkannt, dass ich dieses »Spiel« nicht mehr gewinnen kann, und beschließe, es heute meinem Stellvertreter mitzuteilen. Es tut mir sehr leid, meinem Freund Oliver das antun zu müssen, doch es gibt keine andere Möglichkeit. Die zurückliegenden Wochen, mein Autoritätsverlust und das Entkernen meiner Integrität haben mich zermürbt und mir klargemacht: Ich bin raus.

Als wir uns gegenübersitzen, fange ich zaghaft an zu sprechen. Ich glaube, er weiß schon, was ich sagen möchte. Ich komme nicht sehr weit. Kurz nachdem ich es herausgebracht habe – »Ich werde es, glaube ich, nicht schaffen zurückzukommen« –, schüttelt mich ein heftiger Weinkrampf. Mein beruflicher Weg – zumindest der abseits des weißen Kittels – endet für den Moment genau hier. Oliver nickt. Er reagiert äußerst sensibel und verständnisvoll.

Ich sage ihm zu, bis auf Weiteres alles zu tun, jedoch solle bitte schnell ein ärztlicher Nachfolger gesucht werden. Zum Wohle der Sache. Er nickt erneut. Es wird nicht dazu kommen. Die anderen Gesellschafter möchten keinen weiteren Arzt anstellen. Nicht in Verantwortung. Oli wird als Verwaltungsspezialist und Organisationsentwickler zum geschäftsführenden Nachfolger bestimmt. Damit entsteht ein medizinisches und visionäres Vakuum, das er alleine nicht füllen kann. Es kommt wohl nicht ungelegen. Als Doppelspitze waren wir klasse. Einer alleine kann das nicht sein. Ich nehme noch an zwei weiteren Präsentationen vor möglichen Kunden federführend teil. Nur dafür braucht man mich noch. Als Arzt, der medizinisch kompetent ist und Glaubwürdigkeit ausstrahlt. Darüber hinaus bekomme ich immer weniger mitgeteilt.

Später werde ich erfahren: Das Unternehmen wird von keiner dieser Firmen einen Auftrag erhalten. Interessanterweise werden mich aber alle diese Unternehmen nach meinem Ausscheiden bitten, beratend in ihre Teams zu kommen. Es wird eine späte Genugtuung.

Zunächst aber bin ich am Boden zerstört. Ich lerne: Jetzt, wo ich endlich wieder weniger an mir zweifle, tun es dafür andere. Damit habe ich niemals gerechnet. Ich bin bislang von einer Art Urvertrauen beseelt gewesen, dass mein Zurückkehren von meinem beruflichen Umfeld begrüßt werden würde. Das Gegenteil ist der Fall.

Auf meiner vorletzten Gesellschafterversammlung schlage ich eine Brücken bildende Zukunftsstrategie vor. Ich kann noch nicht ganz loslassen. Mein Vorschlag, auf Unternehmen wie Google und andere mit gezielten Pilotprojekten (unter anderem zur Reduzierung von Herzinfarkten in der Dritten Welt) zuzugehen, wird einstimmig verabschiedet. Ich glaube an das Unternehmen, die Idee, das immense Potenzial – und an die Menschen. Doch: zu früh gefreut. Mein Plan scheitert, weil die Geld gebenden Gesellschafter im Nachhinein die Finanzierung verweigern. Gesellschafterbeschluss und Beschlussfassung hin oder her.

Im Oktober 2015 kommt es zum offenen Bruch. Ich unterschreibe einen Auflösungsvertrag und muss auf Teile meiner Abfindung verzichten. Oliver sitzt in dieser Zeit zwischen allen Stühlen. Er muss mich, den Mitgründer, den ursprünglichen Ideengeber und freundschaftlich verbundenen kreativ-medizinischen Kopf, »abwickeln« und mir die zweifelhaften Entscheidungen der anderen mitteilen. Ich sehe große Teile meines Traumes zerplatzen, für den ich so viel gegeben habe. Seit Jahren. Leider werde ich mich nicht irren. Ist da Verbitterung? Ganz ehrlich: ja.

Zum 1. Dezember 2015 lege ich mein Amt als Geschäftsführer mit sofortiger Wirkung nieder. Oliver übernimmt. Was es für mich leichter macht: Das Unternehmen betreibt die Abkehr von den ursprünglich vereinbarten Idealen. Ein Kurswechsel hat stattgefunden. Das kann und will ich mit meinem Gewissen als Arzt ohnehin nicht vereinbaren. Ich möchte meinen Namen damit nicht verbunden wissen und verkaufe für einen obligatorischen Euro alle meine Firmenanteile an Oliver. Eine vernichtende Niederlage. Meine vernichtende Niederlage.

Offizielle Begründung meines Ausstiegs: krankheitsbedingt. Klingt doch für alle Beteiligten gesichtswahrend. Ist aber nur Fassade. Es gibt eine »hidden agenda«. Wie ich später erfahre: Einige Gesellschafter mailen in dieser Zeit an mir bekannte Unternehmen, ich hätte mich durch den Schlaganfall stark verändert, man könne mit mir nicht mehr zusammenarbeiten. Klingt plausibel. Immerhin hat es erhebliche Teile meines Hirns erwischt. Dankenswerterweise jedoch erfahre ich das von genau den Unternehmen, an die diese Mails gegangen sind, als sie mich später dennoch beauftragen, für sie zu arbeiten.

Am schlimmsten ist aber: Meine negative Prognose für das Unternehmen tritt ein – und das schlimmer noch als befürchtet. Genau ein Jahr und zwei Wochen nach meinem Ausscheiden verweigern die Geldgeber Oliver eine eigentlich zugesagte Finanzierungs-Folgezahlung. Oliver muss Insolvenz anmelden. 30 hoch engagierte Menschen sehen einer ungewissen Zukunft entgegen. Viele davon habe ich eingestellt. Es macht mich traurig. Ich fühle mich mitverantwortlich, weil viele mir vertraut haben.

Mir macht dieses Scheitern echt zu schaffen. Über Wochen. Es dauert lange, bis ich es akzeptieren kann. Mit niemandem kann ich darüber reden. Außer mit Oliver. Nachdem ich meine innere Unsicherheit langsam überwinde, ist es nun eine äußere Unsicherheit, die mich quält. Irgendwann regt sich in mir massiver Widerstand in all der Erschöpfung: Ich beschließe, in meine seit Herbst 2014 pausierte Arztfunktion zurückzukehren und die Leitung der von mir 2011 parallel gegründeten Medizinmedienfirma wieder zu übernehmen. Ein Team von zehn Mitarbeitern erarbeitet dort medizinische Videos und Multimedialösungen. Vor allem ärztliche Kollegen lernen über unsere

Videos, die selbst komplizierte medizinische Sachverhalte oder Ergebnisse großer Kongresse leicht verständlich vermitteln. Als ich die Geschäftsführung der von mir ebenfalls gegründeten Start-up-Firma übernommen habe, habe ich die operative Leitung meiner Medienfirma abgegeben – es wäre sonst alles zu viel geworden. Zumindest wirtschaftliche Zukunftsängste habe ich keine. Ich bin gut versichert, und zudem sind inzwischen genügend Ressourcen zurückgekehrt, um wieder neu durchstarten zu können. Doch vor dem Neuanfang muss ich halbwegs gesund sein. Ich werde vorsichtiger mit meinen zeitlichen Prognosen. Nach dem Sommer werde ich mich neurologisch untersuchen lassen müssen, um einen unabhängigen Eindruck zu gewinnen. Ein Gutachten muss her.

Fatigue – unendlich erschöpft

Der Urlaub steht an. Laut meinem Anwalt kann ich ins Ausland reisen, obwohl ich noch krank bin. Wie seit vielen Jahren zieht es uns nach Italien. Zunächst an den Lago Maggiore, eine Woche später ans Mittelmeer. Wir haben Freunde eingeladen, uns einige Tage zu begleiten. Knapp 100 Tage liegt mein Schlaganfall nun zurück. Es ist August. Die Urlaubstage sind für mich viel anstrengender als gedacht. Selbst die wenigen unebenen Treppen im Garten kann ich nicht frei laufen, ohne Angst haben zu müssen, hinzufallen. Italien war für mich über viele Jahre ein Ort der Verheißung und der Entspannung. Diesmal ist es anders. Nach dem Überstehen der ersten Wochen nach dem Schlaganfall und dem Zurückerobern rudimentärer Fähigkeiten wird meine Erschöpfung zunehmend lähmender. Ein normaler (Urlaubs-)Tag zwingt mich bereits am späten Nachmittag in die Knie. Ich bin dann wie gerädert.

In solchen Phasen geht wirklich nichts mehr. Stellen Sie sich vor, Sie haben zwei Tage lang nicht geschlafen. So geht es mir in diesen Momenten. Das Tückische: Die Fatigue überfällt mich regelrecht. Unplanbar. Selbst wenn ich dann Schlaf finde, wache ich ohne spürbare Erholung wieder auf. Geht das wieder weg? Ich weiß es nicht. Keiner kann mir das sagen.

Besonders schlimm ist es, wenn ich mich körperlich anstrenge, was ich gerne tue. Danach ist an einen normalen Tag nicht mehr zu denken. Mehr als einmal ziehe ich mich schon vor den *heute*-Nachrichten um 19 Uhr zurück. Ich hoffe, unsere Freunde können damit umgehen. Selbst ein gemeinsames Abendessen schaffe ich manchmal nicht mehr. Ich esse dann im Bett Süßigkeiten, um etwas in den Magen zu bekommen. Sogar meine jüngste Tochter ist länger auf den Beinen als ich. Doch es geht nicht anders. Auf mein Umfeld muss das total willkürlich, ja zurückweisend wirken. Mit der Fatigue erscheint noch etwas anderes: eine intensive Wut auf Ereignisse, die sich ab jetzt außerhalb meiner Reichweite befinden. Andere gehen abendessen. Ich nicht. Andere verabreden sich zu Partys. Ich nicht. Gleichzeitig möchte ich niemandem im Weg stehen und ermutige mein Umfeld, es ohne mich zu erleben.

Die Fatigue begleitet mich noch lange. Teils bis heute. In der Folgezeit werde ich zu einem »unzuverlässigen Gast«: Ich sage oft kurzfristig Einladungen zu Partys ab, oder meine Frau geht alleine. Das ist für alle nicht schön. Manchen Freunden und Bekannten kann ich das erklären, den meisten nicht. Sie können das Erschöpfungssyndrom Fatigue nicht verstehen. Ich erahne dadurch, was Betroffene mit Krebserkrankungen oft mitmachen, die diesen Zustand noch viel intensiver durchleben.

5

»All in«

Aufbruch in ein neues Leben

Die erste Woche des Urlaubs ist rum. Ich fühle mich doch langsam entspannter. Ein Problem jedoch tut sich auf: Obwohl der Lago Maggiore eigentlich angenehm warm ist, fühlt er sich für mich auf der rechten Körperhälfte eiskalt an – meine Missempfindungen sind leider noch nicht besser geworden. Ich habe es schon erwähnt: Die sensiblen Nervenstränge aus der rechten Seite des Körpers gelangen am linken Kleinhirn vorbei ins zentrale Nervensystem. Und genau diese Kleinhirnhälfte samt Umgebung ist »hin«. So kann ich das Schwimmen im See nicht wirklich genießen. Schade. Erst etwa zwölf Monate später wird eine halbwegs normale Körperwahrnehmung zurückkehren.

Vom Lago Maggiore fahren wir in ein uns gut bekanntes Hotel am Mittelmeer in der Nähe von Florenz. Morgens gibt es ein leckeres Frühstücksbuffet in einem zentral gelegenen Speiseraum. Ich gehe davon aus, nun das Schlimmste hinter mir zu haben. Doch etwas sehr Peinliches erwartet mich in den nächsten Minuten.

Seit meinem Schlaganfall haben sich einige Regelkreise in meinem Körper verändert. Einer davon betrifft die Verdauung und das dazugehörige »Empfinden«. Ich frage meine Patienten mit akuten Rückenschmerzen immer, ob sie noch die volle Kontrolle über Blase oder Darm haben. Alles andere wäre ein ernst zu nehmender Hinweis auf einen Druck auf wichtige Nerven, der möglicherweise sofort operiert werden müsste. Ich bin es gewohnt, sprachlich solche Tabus bei anderen Menschen zu brechen. Doch bei mir selbst? Nun muss ich mir selbst die Frage stellen: Habe ich noch die volle Kontrolle? Wenn ich ganz ehrlich bin: nicht wirklich. Jeder von uns weiß, wie es sich anfühlt, »zu müssen«, und auch, wie viel Zeit man sich dann noch nehmen kann. Bei mir hat sich das verändert – mein Organismus reagiert nicht mehr wie gewohnt und sendet mir andere Signale als früher.

Und so passiert es. Ich bin mit meiner Familie auf dem Weg zum Strand – wir wollen im Hotelzimmer eigentlich nur schnell die Handtücher aufgabeln. Was passiert? Der Stuhldrang ist unerträglich. Ich mache mir in die Hose. Meine Familie merkt davon nichts. Ich sage, ich würde noch kurz etwas im Zimmer holen. Meine Frau ist irritiert. Sie merkt, dass etwas nicht stimmt, ich aber nicht mit ihr spreche. Sie kann nicht verstehen, warum es »schon wieder so schwierig mit mir« ist. Ich verstehe sie – kann gleichzeitig aber nicht darüber reden. Eine Zwickmühle. »Nicht reden« und unverstanden bleiben – oder darüber sprechen und noch größere Peinlichkeit durchleben? Was ist in einer solchen Situation die bessere Lösung? Ich entscheide mich für Ersteres. Ich brauche locker eine halbe Stunde, um die ganze »Sauerei« zu beseitigen. Anders kann man es nicht nennen. Auf Strandleben habe ich eigentlich keine Lust mehr, gehe meiner Familie aber dennoch nach. Und bekomme zu hören, warum ich denn so lange gebraucht hätte. Ich fühle mich ungerecht behandelt und erfinde irgendeine Ausrede. So ist das mit den Niederungen des menschlichen Seins.

Es ist beim Schreiben schon unangenehm, beim Lesen sicher auch. Es zu erleben ist so ziemlich das Entwürdigendste, was mir bislang passiert ist. Doch ich möchte mir nichts vormachen und mein Erlebnis nicht zu wichtig nehmen: Solche Tragödien im

Stillen spielen sich bei unzähligen Menschen ab. Jeden Tag. So etwas ist Alltag, etwa in der Pflege. Ich werde das Privileg haben, meine Probleme in den Griff zu bekommen. Trotzdem: Meine Würde hat in diesem Moment einen echten Knacks abbekommen.

Ich fühle mich wie in einem ständigen Kampf. Solche Dinge lehren mich, dass auch Niederlagen dazugehören. So etwas passiert. Der Song der Gruppe Yes, den ich auf dem Weg zum Strand zufällig höre, scheint in diesem Moment wie für mich geschrieben:

It's a constant fight
A constant fight
You're pushing the needle to the red
[…]
Who knows who's right
No substitute you're born you're dead
Fly by night
Created out of fantasy
Our destinations call
Look up – look down
Look out – look around
Look up – look down
There's a crazy world outside
We're not about to lose our pride

***

Es ist ein ständiger Kampf.
Jeden Tag.
Du forderst alles – und mehr – von dir.
[…]
Wer weiß schon, wer recht hat?
Es gibt keinen anderen Weg – du wirst geboren, du stirbst.

Ein Blindflug durchs Leben.
Deine Fantasie bestimmt den Kurs.
Es ist der Ruf nach unserer Bestimmung.
Schau dich um.
Schau überallhin.
Da draußen tobt eine verrückte Welt.
Doch wir werden unseren Stolz, unsere Würde, nicht verlieren.

Auszug aus »It Can Happen« von Yes, veröffentlicht 1983

Schluss mit dem Selbstmitleid!

Ich erlebe mich als ständig gereizt und schwierig im Umgang. Ungeduldig war ich schon immer, doch nun kann man mir wenig recht machen. Ich nenne meinen Zustand »stressdurchbrüchig«. Damit versuche ich zu beschreiben, dass ich meinen Frust und meine Anspannung, die aus meinem körperlichen Zustand resultieren, mit in andere Situationen hinübernehme. Ich kenne den Mechanismus: Die Psychologen nennen ihn »Verschiebung«. Schön, dass ich das alles weiß – es bringt mir nur leider überhaupt nichts. Ich erlebe und durchlebe es dennoch. Ich verachte mich selbst für das in mir immer wieder aufsteigende Selbstmitleid. Das möchte ich nicht. So bin ich nicht.

Ich erkenne aber auch: Die nun schon monatelange Ruhe tut mir nicht länger gut. Ich brauche dringend neuen Input. Ich muss wieder produktiv werden. Mich so fühlen. Ich entschließe mich noch im Urlaub, meine ärztlichen Fortbildungen weiterzuführen und mich dabei selbst zu erproben. Kann ich das noch? Die Erfahrung, nicht vernünftig bis 30 zählen zu können, liegt knapp vier Monate zurück. Es wäre falsch zu sagen, dass ich diese schon komplett abgeschüttelt hätte.

Der Urlaub ist vorbei. Ich melde mich zum nächsten Modul meiner Fortbildung Palliativmedizin in Mainz an. Möglicherweise bin ich nie zuvor qualifizierter gewesen, mich dem Thema Tod und Sterben zu stellen – medizinisch und menschlich. Zudem zu Update-Kursen in Ultraschalluntersuchung und Prävention auf Norderney sowie einem allgemeinmedizinischen Wochenprogramm in Köln. Damit habe ich mir echt viel vorgenommen. Doch eines steht noch an: eine ärztlich-neurologische Untersuchung, die meine Arbeitsfähigkeit prüft, und eine weitere medizinische Untersuchung, ob ich wieder Auto fahren kann. Beides könnten noch echte Brocken auf meinem Weg werden.

Die Sache mit der neurologischen Untersuchung nimmt mir das Ärzteversorgungswerk ab, das ist die Rentenversicherung von uns Medizinern. Sie fordert ein unabhängiges ärztliches Gutachten ein und beauftragt eine mir bis dahin unbekannte Praxis in Mainz damit. Der Grund für die Untersuchung: Nach sechs Monaten Arbeitsunfähigkeit müsste gegebenenfalls eine dauerhafte Rente gezahlt werden. Als ich das Schreiben in den Händen halte, merke ich in mir Beklommenheit aufsteigen. Was, wenn mich der Gutachter tatsächlich für dauerhaft arbeitsunfähig hält? Nach schwerster Erkrankung möchte ich so schnell wie möglich wieder zurück. Ich will nicht länger als nötig krank sein. Da ist er wieder, der unbändige Ehrgeiz in mir und die feste Überzeugung, alles »anders« machen zu wollen – und sei es mit dem Mut der Verzweiflung.

Ich sehe mit meiner Familie eine Folge von »Voice of Germany«. Eine Sängerin entscheidet sich für einen Song der Foo Fighters. Ich kenne ihn zwar, doch ich habe noch nie auf den Text geachtet. Das tue ich diesmal umso mehr. Ich erkenne mich darin wieder. Ich nehme dauernd für mich in Anspruch, »anders«, ja einmalig zu sein – ist das Hybris?

What if I say I'm not like the others?
What if I say I'm not just another one of your plays?
You're the pretender
What if I say I will never surrender?

Was, wenn ich sagen würde, ich bin einzigartig?
Was, wenn ich sagen würde, ich bin nicht nur ein weiterer Spielstein/ein weiteres Spiel?
Du bist die Versuchung.
Was, wenn ich sage, dass ich niemals aufgeben werde?

Auszug aus »The Pretender« von den Foo Fighters, veröffentlicht 2007

Vor dem Termin steht eine Verabredung mit dem ärztlichen Kollegen an, bei dem ich eigentlich schon Ende 2014 in die Praxis mit einsteigen wollte. Ich treffe mich mit ihm in einem Restaurant am Rhein. Wenn ich wieder so weit fit sei, könne es ab dem 1. Dezember losgehen. Zwei Tage ganztags die Woche, plus den Samstagvormittag, um auf meine Stunden zu kommen und zudem Reserven zu haben. Bis dahin gilt es noch einiges an Bürokratie zu meistern.

Doch als Erstes muss das Gutachten über meine Genesung erfolgreich laufen. Mein Bauchgrummeln nimmt zu. Packe ich das?

Per Taxi fahre ich in die neurologische Praxis der Gutachterin. Ich muss kaum warten. Neben einem Ableiten der Hirnströme (EEG) werden unter anderem meine Halsschlagadern untersucht. Wie oft habe ich das selbst gemacht. Jetzt liege ich hier. Die Kollegin begrüßt mich beim Hereinkommen mit den Worten: »Sie brauchen keine Angst zu haben: Natürlich bescheinige ich Ihnen Ihre Arbeitsunfähigkeit.« Mir rutscht das Herz in die Hose. Rein nach Aktenlage muss sich ihr der Eindruck aufdrängen, dass das die richtige Lösung sei. Ich verstehe das. Doch nun muss ich versuchen, sie von meinen Fortschritten zu überzeugen. Wir reden lange. Ich werde gründlich untersucht. Meinen Wunsch, ab Dezember wieder zu arbeiten, hält sie zunächst für viel zu optimistisch. Doch offensichtlich gelingt es mir, ihr meinen ungewöhnlichen Verlauf transparent zu machen. Ihre Untersuchungen bestätigen meine Angaben. Sie stimmt einem vollen Arbeitseinstieg ab dem 1. Dezember zu – möchte mir aber die Hintertür offen halten, dass ich in den ersten drei Monaten jederzeit wieder aussteigen könne, wenn es zu viel wird. Für diese Idee bin ich ihr dankbar. Sie empfiehlt mir eine augenärztliche Untersuchung, um auch in Sachen Autofahren weiterzukommen. Neurologisch habe sie keine Einwände.

Erleichtert verlasse ich die Praxis. So kann es etwas werden. Jetzt kann ich alle notwendigen Formalitäten angehen. Ich rufe den allgemeinmedizinischen Kollegen an und teile ihm mit, dass ich tatsächlich ab Dezember bei ihm einsteigen kann – halbtags, um die restliche Zeit für meine Medienaktivitäten zur Verfügung zu haben. Darum muss ich mich nun auch noch kümmern: Durch meine anderen Aktivitäten – also als Arzt zu arbeiten und das Start-up-Unternehmen aufzubauen – habe ich mich in den letzten beiden Jahren nicht um meine Medieneinheit gekümmert, sondern sie in andere Hände gelegt. Jetzt ist die Zeit gekommen, mich auf den Wiedereinstieg vorzubereiten. Ich schaue mir Abläufe, Projekte und nicht zuletzt die Buchhaltung an und bin entsetzt. Was ich vorfinde, entspricht in keiner Weise meinen Qualitätsvorstellungen medizinischer Medienangebote. In meiner Abwesenheit scheint nichts weitergegangen zu sein. Aus meiner Sicht herrscht Chaos in vielen Bereichen – bei gerade mal einer Handvoll Mitarbeiter und zahlreichen freien Kollegen.

Mir ist klar: Es ist ein gewaltiger Kraftakt nötig, um alles wieder auf Vordermann zu bringen, und es wird den Kollegen nicht nur Spaß machen, dass ich nun zurückkehre und alles auf den Kopf stelle. Kann ich das schaffen? Es ist echt viel. Ich sehe, dass sich die zahlreichen Brocken nur mit großer Entschlossenheit beiseiteräumen lassen werden. Aber es muss sein, da hilft leider alles nichts. Auch wenn mich die Sache bis weit ins Jahr 2016 hinein beschäftigen wird.

Was ich jetzt brauche, ist eine rechte Hand (oder besser: eine linke) – jemand, der ähnlich tickt wie ich. Dem ich vertraue und der schon lange mit mir arbeitet. Eine Mitarbeiterin fällt mir ein, die derzeit noch bei meiner alten Firma tätig ist und bei der ich den Eindruck hatte, dass sie dort unzufrieden ist. In einem Telefonat schlage ich ihr vor, als Redaktionsleiterin in mein Team zu kommen. Die ehemalige Kollegin, ihr Name ist Inka Lude, stimmt zu, möchte aber zuvor noch einiges besprechen. Verständlich. Sie ist alleinerziehend, hatte eine schwierige Zeit der Trennung zu überstehen. Ich kenne sie seit über zehn Jahren, damals hat sie in meinem Team das Fernsehmachen gelernt. Seitdem ist viel passiert, und sie ist – als Geisteswissenschaftlerin – eine gestandene Medizin-Redakteurin geworden, die hervorragende Videos erstellt und sich so schnell von nichts umhauen lässt. Wir treffen uns ein paar Wochen später bei mir zu Hause. Sie hat ihre kleine Tochter mitgebracht. Für den Besuch habe ich die ersten Weihnachtsplätzchen des Jahres gekauft und mich über das ausgehängte Schild im Supermarkt köstlich amüsiert: »Bevor Sie fragen: Nein, es wird nicht jedes Jahr immer früher mit dem Weihnachtsgebäck.«

Nach dem Besuch von Inka und ihrer Tochter sind nicht nur alle Kekse gegessen, sondern es ist auch alles bestens besprochen. Außerdem ist eine intensive Liebe zwischen ihrer Tochter Anna-Lena und unserer Beagle-Hündin Krümel entstanden. Seitdem heiße ich bei den beiden Dierk Heimann und Krümel. Der Hund hat das Herz der jungen Dame im Sturm erobert und mich offensichtlich gleich mit hineingezogen. Inka kommt ab dem 1. Februar zu mir ins Team. Ein wichtiger Schritt für den Neuanfang!

Erst durch viele Überlegungen, Gespräche und Erfolge kehrt bei mir ein Großteil an Gewissheit zurück, dass ich alles so machen möchte und sollte, wie ich es als richtig empfinde. Ich will nicht länger von den Umständen bestimmt werden. Mir ist klar, dass viele Weggefährten denken: Nach so kurzer Zeit wieder einsteigen? Der nimmt sich doch selbst nicht mehr richtig wahr. Ich bin sicher, viele Weggefährten empfinden mich dieser Tage als wild marodierenden Irrläufer, den sein Schlag offensichtlich härter getroffen hat, als von ihm gedacht. Doch ich denke mir nur: Wenn ich auf dem richtigen Weg bin, wird die Zeit es zeigen. Der Erfolg spricht für diesen Weg.

Meine siebenmonatige Abwesenheit hat zu einer Reihe seltsamer Entwicklungen in meinem kleinen Medienteam geführt. Wie gesagt: Es ist dringend nötig, die Arbeitsweise umzukrempeln. Viele der in der Zwischenzeit produzierten Videos hätte ich niemals abgenommen. Sie entsprechen nicht dem, was ich als Arzt von guten Medien erwarte. Ja, ich bin anspruchsvoll. Das zumindest ist geblieben. Ich wirke zwar nach außen fokussiert und überzeugt – doch ich bin es oft nicht. Ich zweifle. An mir. An meiner Urteilskraft. Ich versuche, mir zurückliegende Erfolge in Erinnerung zu rufen, bei denen ich mit meiner Sicht von vornherein richtiglag. Aber die mir entgegenschlagenden Widerstände demotivieren mich ein ums andere Mal. Doch statt aufzugeben werde ich meist noch entschlossener. Gehe weiter. Ich weiß nicht, woher diese Zuversicht kommt, doch ich hoffe auf den Neuanfang. Er muss gelingen:

Ich bin nicht immun gegen Gegenwind – doch ich lauf los.
All die schönen Erinnerungen, ich halt sie hoch!
[…]
Halt mich am »Vorne« fest,
es fühlt sich wacklig an.
Herzlich willkommen: Neuanfang.

Auszug aus »Neuanfang« von Clueso, veröffentlicht 2016

Kaum nehmen Menschen wahr, dass ich wieder aktiv bin, kommen viele neue Anfragen und Aufträge. Ich freue mich sehr darüber. Unter anderem treten Kunden an mich heran, die von meinem Pech wissen – und uns dennoch beauftragen. Darunter ist auch das Deutsche Rote Kreuz. Viele Jahre habe ich für das DRK große Veranstaltungen moderiert. Worauf es dabei ankommt: medizinisches Fachwissen, ein schnelles Reagieren auf Fragen des Fachpublikums und ein straffes Zeitmanagement. Und nicht zu vergessen ein wenig Humor, der auch bei solchen Gelegenheiten nicht fehlen darf. Es geht diesmal um schwere Themen: die Vorbereitung auf Katastrophen, die eine Gesellschaft an den Rand ihrer Existenz führen können. Für mich ein vertrautes Terrain. Ich war früher selbst knapp zehn Jahre Katastrophenhelfer.

Ich sage zu. Die Veranstaltung soll vor ausgewähltem Publikum in Berlin stattfinden. Das bedeutet für mich: Ich fliege zum ersten Mal seit meinem Schlaganfall wieder. Kann ich das noch? Wie werde ich mich fühlen? Verträgt mein Gleichgewichtssinn die Beschleunigungen? Ich lasse es drauf ankommen – wie so oft – und fahre mit dem Taxi zum Flughafen. Als Vielflieger bin ich vor Flügen eigentlich nie aufgeregt. Diesmal schon. Ich nehme mir mehr Zeit als sonst vor dem Sicherheitscheck. Ich bin mit links immer noch ungelenk. Schon ein schnelles Ein- und Auspacken meines Handgepäck-Rucksacks beim Check-in könnte mich überfordern. Und ich habe tatsächlich Pech: Ich muss meinen Rucksack auspacken und einen Wischtest auf Sprengstoff durchführen lassen. Mit diesem Rucksack hatte ich schon mehrfach dieses zweifelhafte Vergnügen.

Da ich ihn oft im medizinischen Umfeld dabeihabe, können sich leicht verdächtige Spuren finden. So auch heute. Mein Rucksack löst also Sprengstoffalarm aus. Toll. Und ich mittendrin. Jetzt helfen nur Freundlichkeit und Offenheit. Zwei Polizisten machen sich schwer bewaffnet auf den Weg zu mir und dem gelangweilt wirkenden Sicherheitskontrolleur. Ich werde höflich befragt, zeige meinen Personal- und Arztausweis und darf nach erneuter Kontrolle passieren. Ich schaffe es gerade noch rechtzeitig zum Flug. Doch, alles passt. Der Flug verläuft völlig problemlos für mich. Eine riesige Erleichterung. Das geht also auch wieder. Lediglich die Anstrengung macht mir zu schaffen, sodass ich vor lauter Doppelbildern nicht mal die Exit-Schilder im Flugzeug lesen kann. Auch egal, dann mache ich halt die Augen zu.

Bleibt noch die nächste Hürde: Kann ich wieder moderieren? Bin ich schnell genug im Kopf? Da ich beim Gehen ab und zu noch sehr ungelenk wirke, was auffallen würde, ist mir der reservierte Platz in der ersten Reihe sehr willkommen. Die zwei Schritte zum Moderationstisch schaffe ich. Um mich mit rechts frei bewegen zu können, möchte ich das Mikro gerne mit der linken Hand halten. Dann fällt nicht auf, dass ich links ungelenker bin. Ein erster Test läuft gut. So wirke ich gewohnt agil auf der Bühne.

Da ich im Laufe der Jahre sicher Hunderte solcher Veranstaltungen gemeistert habe, trägt mich meine Erfahrung durch den langen Tag. Der Beginn ist dennoch nervenzehrend. Überwinde ich die wenigen Meter bis zum Rednerpult sicher? Treten linksseitig die mir schon bekannten unkontrollierbaren Zuckungen auf? Könnte ein tiefer Einatmer meinen Redefluss durchbrechen? All das weiß ich nicht. Ich lasse es drauf ankommen. Ich habe keine Wahl. Es klappt oder nicht. Doch ich gehe – wie so oft – vom Besten aus. Wieder mal ist es Musik, die mich kurz vorher genau in die richtige Stimmung versetzt:

Ace high, I'm going all in
Visualize it
I'll give you something to do

***

Die Asse zählen. Ich setze alles.
Stell es dir genau vor.
Ich werde dir etwas zu tun geben.

Auszug aus »Peanut Butter Jelly« von Galantis, veröffentlicht 2015

Eine solche Veranstaltung war schon in normalen Zeiten ein harter Ritt. Heute fordert sie mich jedoch ganz. Doch ich möchte es so. Selbst abends beim Empfang halte ich noch durch. Ziehe mich aber früher ins Hotel zurück. Ich bin kaputt, aber glücklich. Ich bin wieder da – selbst auf der Bühne.

Am nächsten Tag folgt der Abschluss. Ich erhalte viel positive Kritik für meine Moderationen, Bewertungen, Einordnungen und Anmerkungen. Außer DRK-Organisator Wolfgang Kast weiß niemand von meinem Schlaganfall – damit kann ich das Lob gut annehmen. Nach Ende des Symposiums werde ich gleich zu weiteren Veranstaltungen eingeladen. Es ist ein gutes Gefühl, die Härteprobe erfolgreich absolviert zu haben.

Mir ist dennoch klar, dass ich noch längst nicht wiederhergestellt bin – ich werde viele weitere Monate, vielleicht Jahre noch nicht wieder als Fernsehmoderator arbeiten können, dafür muss ich mich erst noch besser bewegen können. Auch als Notaufnahmearzt kann ich noch nicht tätig sein, der Handlungsdruck könnte mich motorisch zu ungenau werden lassen. Vieles andere aber habe ich erreicht. Meine berufliche Selbsterprobung scheint zu gelingen. Es sieht so aus, als ob ich endlich konkrete Schritte aus dem Tal hinaus mache und ins Leben zurückkehren kann.

Später sehe ich Fotoaufnahmen von diesem Tag. Selbst mein kritisches Auge wertet die Fotos als sehr annehmbar. Das DRK druckt gleich zwei davon auf einer Veranstaltungsdokumentation. Hierauf sehe ich mir nicht mal selbst an, wie anstrengend dieses Symposium für mich war. Das verleiht mir die Kraft und Zuversicht, mich auch belastenden Situationen wieder auszusetzen – niemand zwingt oder drängt mich zu etwas. Da ist er wieder, der Ausspruch von NASA-Flight-Director Gene Kranz: »Failure is not an option.« Das von meiner ältesten Tochter Lea gemalte Bild mit diesem Ausspruch hängt bis heute in unserem Badezimmer.

Eine weitere Moderation steht an. Diesmal abends. Für mich eine schlechte Tageszeit. Auch in Berlin. Die Firma Bionorica bittet zum groß angelegten Herbstempfang mit anschließender Podiumsdiskussion. Mein Freund Dr. Uwe Baumann ist dort im Vorstand. Obwohl das Unternehmen über meinen Schlaganfall im Bilde ist, bittet Inhaber Professor Michael Popp mich, diese für ihn politisch wichtige Veranstaltung zu leiten. So wie immer. Ich gebe zu, ich hatte echten Bammel davor. Ich nehme mir auch hier mehr Zeit. Reise am Vortag an. So kann ich proben – und Ruhepausen einbauen.

Es gelingt alles gut, und wieder bekomme ich viel positive Kritik. Am meisten rührt mich der Satz eines Kollegen, der nichts von meinem Schlaganfall weiß und mich auf der Straße kurz vor der Veranstaltung sieht. Er deutet meine Langsamkeit beim Gehen anders: »Wie man so entspannt und gleichzeitig so elegant unterwegs sein kann, obwohl gleich ein großes Event ansteht, ist schon cool, Dierk.« Meine Eigenwahrnehmung war eine total andere: Gefühlt habe ich mich in diesem Moment nämlich, als könne ich auf meinen glatten Ledersohlen schon in der kleinsten Berliner Pfütze ins gefährliche Rutschen kommen. So unsicher war ich.

Der Termin bei der Augenärztin steht an. Ich weiß, dass ich in Phasen der Müdigkeit noch ausgeprägte Doppelbilder sehe. Doch wie steht es um mein Gesichtsfeld? Und vor allem: Reicht das Verbliebene, um mein Umfeld wieder dreidimensional wahrzunehmen?

Ich mache es kurz: Es reicht nicht. Schon bei den 3-D-Sehtests für Kleinkinder scheitere ich. Ich kann kein Auto und auch kein anderes Objekt auf den Testkarten ausmachen. Ehrlich gesagt, habe ich es schon geahnt. So bleibt mir nur, weiter zu trainieren und zu hoffen, dass mein Hirn das irgendwann hinbiegt. Damit wird es erst mal nichts mit dem Autofahren. Ich halte mich strikt daran. Als ich nach Hause komme, fragt mich meine Frau, wie es gewesen sei. Ich antworte eher sarkastisch: »Mein Knick in der Optik ist noch da. In vier Wochen soll ich es wieder versuchen.« Sie nickt. Was soll sie auch sagen?

6

Alles leuchtet

Der Tod ist nicht länger Gegner

Meine Frau und ich reisen mit dem Zug nach Norderney. Sie belegt dort einen Auffrischungskurs für den ärztlichen Notdienst, ich durchlaufe die Zusatzausbildung »Gesundheitsförderung und Prävention« – schon immer habe ich mich dafür interessiert. Seit meinem Schlaganfall halte ich es für umso wichtiger. Der Kurs macht Spaß, bleibt aber hinter meinen Erwartungen zurück. In der verbleibenden Zeit bis zu meinem Wiedereintritt ins Berufsleben frische ich meine Ultraschallkenntnisse rund um den Bauchraum auf. Obwohl ich diesen Fortgeschrittenenkurs schon einmal belegt hatte, durchlaufe ich ihn erneut. Ich möchte mir ganz sicher sein, an meine alten Fähigkeiten heranzureichen. Ich erkenne, dass ich mit meiner linken Hand nun wieder in der Lage bin, das Ultraschallgerät zu bedienen, die Befunde zielsicher zu interpretieren und zu den Patienten im Kurs eine gute Beziehung aufzubauen. Ein weiterer kleiner Sieg.

Wir wohnen einige Kilometer von unseren Ausbildungsstätten entfernt in einem Ferienreihenhaus und legen die Strecke auf der herbstlichen Insel auf zwei gemieteten Rädern zurück. Das tut mir gut. Langsam kehrt ein wenig Normalität ein.

Meine Fatigue hat sich nun auf die frühen Abendstunden verschoben. Das heißt: Ein Tag wird langsam wieder verlässlich planbar. Wenn ich meine jüngste Tochter nun abends ins Bett bringe und wir zusammen Geschichten lesen, bin meist ich es, dem zuerst die Augen zufallen. Und doch hält hier endlich die Normalität Einzug. Nach dem positiven Votum des medizinischen Gutachtens freue ich mich auf meinen ärztlichen Wiedereinstieg am 1. Dezember.

Die Fragen enden nicht

Vorher steht noch eine Fortbildung an: das Modul in Palliativmedizin. Obwohl ich mich mit dem Thema schon seit 2013 beschäftige, habe ich diesmal Bedenken. Zum einen sind die Tage lang und dicht gepackt, zum anderen habe ich vor ein paar Monaten erst selbst eine solche Extremerfahrung hinter mich gebracht. Wird mich das hier einholen?

Der Kurs ist für mich enorm kräftezehrend. Doch alles geht gut. Zudem bestärkt er mich in meinem Interesse an der Palliativmedizin. Was ich an dieser sehr schätze: Hier stehen die Wünsche des Patienten und die Betreuung des Umfeldes im Zentrum. Mir sagt dies sehr zu. In einer der vielen Kleingruppenarbeiten oute ich mich als Schlaganfallpatient. Meine Mitstreiter fragen mich viele für sie offensichtlich drängende Dinge. Verständlich. Es geht bei dem Kurs um die Betreuung schwerstkranker, ja oft bald sterbender Menschen. Ich selbst war am 6. Mai dem Tod zeitweise näher als dem Leben. Danach standen die Chancen 50 zu 50 – man konnte mich in dieser Zeit also durchaus als schwerstkrank bezeichnen. Die Kollegen möchten meine Einschätzung als Betroffener und als Arzt hören. Als Beobachter und Palliativmediziner. »Hattest du Angst?«, fragt eine Teilnehmerin. Ich kann das für die kritischen Stunden verneinen. Meine Ängste und Befürchtungen kamen erst später – dann ja auch weniger in Bezug auf mich als vielmehr in Bezug auf meine Familie. Angst vor dem Tod hatte ich ohnehin nie. Angst vor einem erneuten Schlaganfall auch nicht.

Die Fragen enden nicht. Tatsächlich verhindern sie jetzt sogar die Beschäftigung mit der eigentlichen Aufgabenstellung. Ich beantworte sie dennoch gerne. Ich bin selbst überrascht, dass es mir nicht nur nichts ausmacht, sondern ich sogar erleichtert darüber reden kann. Hier erlebe ich lauter erfahrene, gestandene Kolleginnen und Kollegen, die mich damals mit Sicherheit besser hätten erreichen können als die vielen überforderten Akut- und Rehamediziner jener Tage. Meinen Kolleginnen und Kollegen kann und soll ich zumuten, was ich erlebt habe. Unvoreingenommen. Ich lerne während dieser intensiven Tage aber auch: Wer den Tod nicht als Gegner begreift, kann mit dem Leben besser umgehen. Mit dem eigenen und dem Leben der ihm anvertrauten Patienten.

Ich nehme aus diesen Tagen ebenfalls den Wunsch mit, die Bedürfnisse und Wünsche meiner Patientinnen und Patienten in den Mittelpunkt zu stellen, sie umfänglich ernst zu nehmen und wertzuschätzen. Das ist eine Aufgabe, die ich in meiner gesamten zukünftigen Arbeit beherzigen möchte. Ich gestehe mir (mal wieder) ein, dass ich mich verändert habe – eventuell habe ich diesem »verstehenden Moment« in der Vergangenheit zu wenig Rechnung getragen. Bin selbst zu oft davon ausgegangen, es besser zu wissen. Für mich eine gute Erkenntnis, die mich jedoch auch selbstkritisch zurückblicken lässt. Clueso veröffentlicht 2016 – also kurz nach meinem Wiedereinstieg – den Song »Alles leuchtet«. Als ich ihn zum ersten Mal im Radio höre, kaufe ich mir gleich das ganze Album.

Ich bin heute dankbar, dass ich 2013 diese lange Zusatzausbildung begonnen habe. Sie war ursprünglich für den besseren Umgang mit schwerstkranken Menschen gedacht. Weil ich darüber zu wenig wusste: Schmerzen beherrschen. Übelkeit lindern. Luftnot beseitigen. Den Schmerz besser verstehen, der die Betroffenen und deren Familien heimsucht. Offen über alles sprechen können. Jetzt hilft dies alles auch mir.

Du drehst auf, alles leuchtet ein.
Jedes Detail wird sich ändern.
Du hast schon alles bewegt.
Du lebst auf und es leuchtet ein.
Du hast dich verändert,
tut gut – und irgendwie weh.

Auszug aus »Alles leuchtet« von Clueso, veröffentlicht 2014

Als Arzt stehe ich leider nicht über den Dingen. Wenn mich früher ein Patient nicht mit Grippe anstecken wollte und mir daher nicht die Hand reichte, habe ich immer im Scherz gesagt: »Keine Angst! Ich bin Arzt. Wir werden nicht krank, und wir sterben auch nicht.« Damit war das Eis in der Regel sofort gebrochen. Doch steckt nicht auch ein Körnchen Wahrheit darin? Dass Ärzte denken, dass es immer nur die anderen trifft?

Ich möchte als Arzt authentisch sein. Das bedeutet für mich: Ich werde meine zurückliegende Erkrankung nicht verschweigen (Sie lesen gerade, was aus diesem Vorsatz geworden ist). Ich kann nicht von meinen Patienten absolute Offenheit erbitten und dann so tun, als wäre ich selbst unverwundbar. Daher ist mir meine Krankheitsgeschichte auch nicht peinlich, selbst dann nicht, wenn mich Patienten darauf ansprechen – was vielfach geschieht, seitdem Artikel über mich erschienen sind. Im Gegenteil: Ich habe den Eindruck gewonnen, dass viele Patienten, die davon wissen, sich mir leichter anvertrauen können: »Der Typ in Weiß versteht mich.«

Die drei Kursleiter der Palliativ-Fortbildung wissen zu diesem Zeitpunkt noch nichts von meinem Schlaganfall. Beim folgenden Modul kommt es zu einem längeren Gespräch zwischen einem von ihnen, Herrn Professor Martin Weber, und mir. Professor Weber leitet am Universitätsklinikum Mainz die Palliativstation. Ich halte ihn für einen hoch engagierten und verdienstvollen Kollegen. Über die gesamte Kurszeit hinweg konnte ich viel von ihm lernen. Seitdem habe ich ihm mehrere

Patienten aus meiner Praxis weiterverwiesen und konnte mir immer sicher sein: Dort sind sie in besten Händen. Mehrfach hat er mich umgekehrt gebeten, ambulant nach Patienten von ihm zu sehen. Für solche Menschen bin ich dankbar.

Doch Professor Weber hat auch sehr klare Vorstellungen. Er spricht mich an, weil ich während des Kurses oft auf mein Handy schaue – leider erforderlich, da viele meiner Medienprojekte, die ich nun scharf im Auge behalten möchte, mit konkreten Abgabeterminen versehen sind und eine Antwort der E-Mails oft nicht bis zur Pause warten kann. In einer Gruppe mit 30 Erwachsenen dürfte das Überprüfen der Nachrichten nicht sonderlich auffallen, denke ich. Doch während einer Mittagspause kommt er auf mich zu und spricht mich darauf an, dass er meine Unaufmerksamkeit als störend empfindet. Zum Glück kann ich ihn überzeugen, dass der Grund kein mangelndes Interesse meinerseits ist. Ich erzähle ihm von meinem Schlaganfall samt Lebensgefahr und schicke ihm den Artikel, der über mich Anfang 2016 erschienen ist.

Am nächsten Tag kommt er erneut auf mich zu. Er erzählt, dass er mich beim zurückliegenden Kurs im Herbst 2015 als völlig gesund erlebt hat. Ich freue mich sehr darüber. Es ist ein gutes Gespräch. Wie ich kurz darauf erfahre, hat Professor Weber den Artikel auch an die beiden anderen Kursleiterinnen weitergeleitet. Ich werde von Dr. Sylvia Brathuhn, der damaligen Bundesvorsitzenden der »Frauenselbsthilfe nach Krebs« angesprochen, ob ich nicht einen Vortrag zur Arzt-Patienten-Kommunikation vor an Krebs erkrankten Frauen in Neuwied halten möchte. Spontan sage ich zu und nenne den Vortrag – in Anlehnung an das Gedicht »Im Nebel« von Hermann Hesse – »Wahrlich, keiner ist weise, der nicht das Dunkle kennt – Ärzte und Patienten zwischen Fachwissen und Emotionen«.

In dem Vortrag gehe ich sehr offen mit meinen Erlebnissen um. Schildere meine Ängste, Einschränkungen und offengebliebenen Wünsche. Ein Test. Mein Test. Kommt so viel Offenheit an? Dem Vernehmen nach können die Zuhörerinnen davon viel Positives mitnehmen. Im Anschluss werde ich gebeten, mehrere Artikel aus meinem Vortrag zu verfassen. Ich freue mich darüber, dass der offene Umgang mit meinem Erleben anderen hilft.

In dem Vortrag wird mir deutlich: Titel und Gedicht waren richtig ausgewählt. Die Zuhörerinnen (größtenteils Frauen) unterstützen die Sicht, dass ihr Schicksalsschlag »Krebs« sie aus ihrem bisherigen Leben gerissen und von vielem regelrecht abgeschnitten hat. Gleichzeitig berichten einige ehemalige Krebspatientinnen darüber, viele Aspekte ihres Lebens durch die zurückliegenden Erfahrungen nun anders zu deuten und einzuordnen. Es ist fast so, als hätte sich Hermann Hesse vor dem Verfassen seiner Zeilen mit diesen Frauen hier in Neuwied unterhalten. Oder sind es zeitlose Erkenntnisse?

Wahrlich, keiner ist weise,
Der nicht das Dunkel kennt,
Das unentrinnbar und leise
Von allen ihn trennt.
Seltsam, im Nebel zu wandern!
Leben ist Einsamsein.
Kein Mensch kennt den andern,
Jeder ist allein.

Hermann Hesse[3]

Wieder am Steuer

Wieder steht ein Augenarzttermin an. Die erneute Kontrolle zeigt: Ich kann wieder uneingeschränkt dreidimensional sehen. Auch mein Gesichtsfeld ist in Ordnung. Eine Testfahrt mit einer entsprechend ausgebildeten Fahrschule habe ich bereits erfolgreich absolviert. Die Zustimmung der Neurologin liegt ja bereits vor. Sicherheitshalber frage ich nochmals meinen Anwalt, ob ich damit an alles gedacht habe. Auch er stimmt zu, macht mich aber darauf aufmerksam, dass ich mich immer auch selbst beobachten muss. Wenn sich etwas ändert, müsse ich den Wagen stehen lassen. Damit kann ich gut leben. Geht es nicht jedem so?

Damit darf und kann ich nun wieder Auto fahren. Fünf Monate nach dem 6. Mai. Es ist schon ein wenig aufregend, das erste Mal wieder alleine ins Auto zu steigen. Ich habe darauf gehofft, dass die augenärztliche Überprüfung gut verläuft, und mich für den Nachmittag desselben Tages bereits in Homburg mit Professor Schäfers verabredet. Es wird um die Wiederbelebung einiger gemeinsamer Projekte gehen – und um die von ihm versprochene Rückmeldung zu meiner gesundheitlichen Situation.

Von Mainz nach Homburg sind es etwa 130 Kilometer. Alles läuft gut, und ich spüre, dass ein großer Teil der lange entbehrten Vitalität in mich zurückströmt. Ich bin nun wieder mobil, habe mir beweisen können, dass ich an meine alten Fähigkeiten anknüpfen kann, und steuere auf einen beruflichen Neuanfang zu. Ich fühle ein wenig Stolz in mir aufsteigen. Ich bin seit Mai Hunderte Kilometer zu Fuß gegangen, um meine Bewegungsmuster neu auszubilden. Habe im Sommer wieder mit dem Joggen begonnen, obwohl ich zu Beginn schon nach einem Kilometer völlig fertig war. Ich habe Stunde um Stunde auf dem Fahrrad verbracht, um meine Fitness zurückzugewinnen, und mich monatelang durch belastende Doppelbilder ohne hilfreiche Augenklappe gequält, um mein Hirn zu ermuntern, die beiden Bilder übereinanderzubringen. Zahllos sind die Trainingsbänke, die ich überstiegen habe und entlangbalanciert bin. Bis mein Lallen halbwegs im Griff war, habe ich mindestens zwei Bände Harry Potter vorgelesen und summend Dutzende Stunden in Logopädie-Kursen zugebracht. Ich habe mein Gleichgewichtsgefühl auf Rüttelplatten und banalen Turnmatten zu Höchstleistungen gezwungen, Hunderte Bälle nicht gefangen und tagelang im Frühsommer auf Computermonitore gestarrt, die meine neuropsychologischen Fähigkeiten verbessert haben. Musste depressive Phasen durchstehen und bewältigen.

Es sind gute Gedanken, die mir in der Rückschau kommen – doch sie zeigen mir auch: So etwas Anstrengendes wie die vergangenen Monate habe ich noch nie in meinem Leben zu meistern gehabt. Ich kann gut verstehen, warum ein Schlaganfall oder eine andere schwere Erkrankung einen Menschen völlig aus der Bahn werfen kann – nicht nur körperlich.

All das geht mir durch den Kopf, während ich auf der A 63 in Richtung Kaiserslautern fahre. Doch ich frage mich auch, warum ausgerechnet ich es bis hierher geschafft habe? Ich habe viele meiner Mitpatienten auf ihrem Heilungsweg scheitern sehen. Bestimmt waren sie genauso motiviert wie ich. Genauso engagiert. Genauso fleißig. Ein Lied von Mikky Ekko, »Watch Me Rise«, das ich in den zurückliegenden Monaten oft gehört habe, bringt es auf den Punkt:

When it’s cold out
When the night is still and you’re standin’ alone
Oh, higher, higher, higher we go, tell me, tell me
We’re close enough to touch the sun, the sun, oh
Higher, higher, higher we go, tell me, tell me
The journey’s only just begun, begun
Oh, I I I I’m still standin’, I I I I’m still climbin’
Even when the rest are fallin’, the rest are fallin’
[…]
Even when the best are fallin’, the best are fallin’
The best are fallin’ …

***

Wenn es draußen kalt wird,
wenn die Nacht qualvoll ruhig und einsam ist
und du die Kontrolle verlierst.

Sag mir, dass wir höher und höher steigen werden.
Wir sind hoch genug, um die Sonne berühren zu können. Die Sonne!
Wir steigen höher und höher.
Die Reise hat gerade erst begonnen.
Ich stehe immer noch aufrecht. Ich klettere immer noch weiter hinauf,
selbst wenn die anderen zurückbleiben und es leider nicht schaffen,
selbst wenn sogar die Besten abstürzen.

Auszug aus »Watch Me Rise« von Mikky Ekko, veröffentlicht 2015

Ich komme gut in Homburg an. Wir reden lange. Ich spüre, wie Professor Schäfers mich mustert. Gegen Ende sagt er, noch im grünen Chirurgendress: »Jetzt laufen Sie mal ein Stück auf dem Flur. Ich will mir das ansehen.« Ich schmunzle, tue es aber. Seine Einschätzung ist mir wichtig. »Sieht doch schon alles wieder ganz passabel aus. Gut, Sie laufen noch ein wenig wacklig, aber das könnte auch noch klappen. So schlau wie davor scheinen Sie auch noch zu sein. Allerdings reden Sie ein klein wenig langsamer als früher. Finde ich gut, früher waren Sie eh zu schnell. Mit anderen Worten: Sie haben das tatsächlich hinbekommen.« Damit kann ich etwas anfangen. Es freut mich, dass er es so sieht. Mein Tag findet einen guten Abschluss. Ich fahre erleichtert zurück nach Mainz.

Einige Tage später steht ein weiterer wichtiger Termin an. Ich habe mich in Hamburg mit Uwe Bokelmann verabredet. Wir kennen uns seit über 20 Jahren. Haben viele Projekte miteinander vorangebracht. In Sachen Printmedien ist er sicher einer der kreativsten und durchsetzungsstärksten Menschen, die ich so kenne. Er hat ein echtes Gespür für gute Geschichten – und wie man sie erzählt. Er hat mich vor ein paar Jahren einmal gefragt, ob ich seine neu gegründete Gesundheitsredaktion aufbauen und leiten wolle. Ein riesiges Projekt. 20 Millionen gedruckte

Auflage pro Woche über verschiedene Zeitschriften des Bauer-Verlages hinweg. Reizvoll. Ich musste ihm damals leider einen Korb geben.

In den vergangenen Jahren hat Uwe Bokelmann zahlreiche neue Zeitschriften erdacht, viele mit hohem Anspruch und echtem Tiefgang, die allesamt Erfolge wurden. Einige davon liest meine Frau sehr gerne oder legt sie in ihrem Wartezimmer für ihre Patienten aus. Heute stelle ich ihm eine neue Idee vor, mit der man Gesundheitsthemen über verschiedene Medien hinweg transportieren kann. Der Vorschlag gefällt ihm, und er ruft weitere Verantwortliche dazu. Wir beschließen, das Projekt in den folgenden Monaten zu starten.

Als wir schließlich wieder alleine sind, reden wir sehr offen über meinen Schlaganfall. Ich erzähle ihm von der Idee, irgendwann dieses Buch hier zu veröffentlichen. Er rät mir sehr zu und bietet an, die ersten Seiten gegenzulesen und mir ein Feedback zu geben. Ich nehme das gerne an. Er liest später in der Tat die ersten 20 Seiten und meldet sich sehr positiv zurück.

Als wir so im Gespräch sind, sagt er spontan: »Machen Sie doch vorher noch ein Interview in der tv14. Das lesen sieben Millionen Menschen in ganz Europa. Ihre Geschichte ist so unglaublich gut ausgegangen, das sollten wir in der Rubrik ›Welt der Wunder‹ bringen. Vielen wird das helfen. Sie können das Erlebte zudem als Arzt bestens einordnen, und erzählen können Sie auch noch. Wo gibt's das? Ich schicke Ihnen eine gute Redakteurin, die Sie interviewt. Einverstanden? Wie wäre es im Dezember?« Ich bin ein wenig überrascht, aber sehr angetan. Für mich ist das ein echter Testlauf.

Der Artikel erscheint am 1. Januar 2016. Mehrfach habe ich ihn schon erwähnt. Bis heute bekomme ich unfassbar viele positive Rückmeldungen. Selbst Patienten tauchen mit dem ausgeschnittenen Artikel in meiner Sprechstunde auf.

Jahrestage

Genau ein Jahr nach dem Schlaganfall, am 6. Mai 2016, sitzen meine Frau und ich mit unserer Tochter Lea in Barcelona am Hafen und essen zu Mittag. Es ist wunderbar sonnig. Schon 2015 hatten wir ihr eine Reise in die katalanische Metropole geschenkt – die mussten wir verschieben. Nun sind wir doch noch hier. Gegen Mittag schaue ich auf die Uhr meines Handys. Mir wird klar: Genau jetzt vor 365 Tagen hat sich mein Leben radikal geändert. Doch ich konnte viele der Fäden wieder aufnehmen und weiterspinnen. Es ist ein guter erster Jahrestag.

Jetzt beim Schreiben, wiederum drei Jahre später, hat mich meine Frau gefragt, ob es belastend sei, nochmals so tief in diese schwere Zeit einzutauchen. Ich habe es verneint. Das stimmte wohl nur zur Hälfte. Ich bin schon sehr angespannt, wenn auch deutlich distanzierter. Als ich mit dem Text in seiner ersten Form begonnen habe, war das noch ganz anders. Bei jedem Wort erlebte ich die Emotionen von damals wieder neu. Ohne Distanz. Ich schrieb ein Kapitel und wusste nicht, wie das nächste heißen oder gar enden würde. Ich wusste auch nicht, wie es mit meinem Leben weitergehen würde. Die Geschichte erzählt sich von ihrem Ende her anders. Viel schlauere Leute als ich hatten diese Erkenntnis schon über 100 Jahre früher: »Verstehen kann man das Leben nur rückwärts; leben muss man es aber vorwärts«, sagte der dänische Philosoph Søren Kierkegaard.

Wieder zurück: Ich erfahre von meinem ärztlichen Kollegen, dass meinem Start am 1. Dezember 2015 in seiner Hausarzt-Praxis nichts im Wege steht. Alle Genehmigungen und Zustimmungen liegen vor. Das Jahr 2015 scheint – wider alle Erwartungen – doch sehr perspektivreich zu Ende zu gehen. Mein Neubeginn in der Praxis gelingt gut. Auch wenn ich gleich am ersten Tag 30 Minuten im Stau feststecke. Der Kollege schmeißt mich sofort ins sprichwörtliche kalte Wasser. Die Schonzeit ist endgültig vorbei. Es geht wieder los. Knapp drei Jahre werde ich bei ihm hausärztlich arbeiten, um meinen Facharzt für Allgemeinmedizin formal abzuschließen. Anschließend noch ein weiteres Jahr in einer anderen Praxis. Da ich nur die halbe Zeit in der Praxis bin und mich an den übrigen Tagen um meine Gesundheitsmedien kümmere, verdoppelt sich die vorgeschriebene Praxisdauer von zwei auf vier Jahre. Ich werte dies als Vorteil für mich und absolviere in dieser Zeit zahlreiche weitere Fortbildungsangebote – unter anderem zum Arzt für Naturheilverfahren. Ich möchte gerne beides beherrschen: zum einen Hightech-Medizin, wann immer sie notwendig und hilfreich ist, zum anderen evidenzgesicherte Pflanzenmedizin. Mein Wahlspruch lautet heute: »Wer mehr kennt, kann aus mehr auswählen.«

Rückblickend haben sich tatsächlich einige Dinge verändert. So sehe ich mich heute primär als Arzt, der auch gesundheitsbezogene Medien mit seinem Team erarbeitet. Vor 2011 war ich eher ein Medienmensch, der auch Arzt ist. Alles hat seine Zeit.

7

Alles hat seine Zeit

Das Leben geht weiter – ohne Angst

Für mich habe ich die Zeit seit dem 6. Mai 2015 wie folgt sortiert: Das Jahr 2015 war geprägt von meiner gesundheitlichen Konsolidierung. Das Jahr 2016 habe ich für meinen beruflichen Neustart genutzt. Ab 2017 war alles wieder halbwegs normal. Der Anfang des Jahres 2018 war jedoch nochmals intensiv, da ich dieses Buchprojekt abschließen wollte. Nun, da auch das geschafft ist, muss es für mich enden mit dem »Projekt Schlaganfall«. Es ist sicher eine Form der Rationalisierung, es ein »Projekt« zu nennen. Das klingt so kontrollierbar. Es war viel mehr als das. Es war ein Desaster. Meine Apokalypse.

Es ist der 6. Mai 2018. Der dritte Jahrestag meines Schlaganfalls. Eigentlich wollte ich an diesem Tag den Gutenberg-Halbmarathon laufen. Ich habe viel trainiert, bin gut in Form gekommen – und kann nun doch nicht antreten. Vor zwei Wochen habe ich mir eine größere Verbrühung an der rechten Hand zugezogen. Beim Teekochen. Pure Dummheit. Da sich die Wunde ein paar Tage später entzündet hat, nehme ich ein Antibiotikum und habe alle Verdauungsnebenwirkungen bekommen, die man so erwarten darf. So kann ich keinen Halbmarathon meistern. Ich würde eine Dehydrierung und damit Nierenschäden riskieren. Also steht mein Name auf der Startliste, die Startgebühr ist brav entrichtet – doch ich komme nicht. Dann laufe ich den eben etwas später.

Der Tag verläuft dennoch gut. Unsere jüngste Tochter rennt bei einer Schul-Staffel über vier Kilometer mit und ist mit sich ganz zufrieden. So konnte ich wenigstens dabei sein. Nachmittags besuchen wir das Vortreffen des alljährlichen Sommer-Zeltlagers, in dem unsere Jüngste als Gruppenkind und unsere Mittlere als Gruppenleiterin mitfährt. Der Raum im Pfarrheim ist brechend voll, und besonders die Eltern, die ihre Kinder zum ersten Mal ins Zeltlager fahren lassen, sind extrem aufgeregt. Die Spannung lässt sich fast greifen. Während ich auf einem Tisch, der als provisorische Sitzgelegenheit herhalten muss, an die Wand gelehnt dasitze, fällt mir ein, was ich ein paar Tage zuvor irgendwo gehört habe: »Es geht nicht nur darum, an Geburtstagen und Weihnachten zu Hause zu sein. Es geht um die vielen Tage dazwischen.« Die zählen. Morgens das Frühstück zu machen. Sich mit der Fahrgemeinschaft auf dem Weg zum Sport abzuwechseln. Eben das ganz normale Leben. Dieses Leben. Jetzt. Hier. Zu erleben, was meinen Kindern wichtig ist. Mit meinem Sohn joggen zu gehen, der für einen Triathlon trainiert. Ich kann das alles wieder. Und eben unbequem auf einem Tisch zu sitzen. Wie jetzt. Ich schaue auf mein Handy und muss schmunzeln. Auf die Minute genau vor drei Jahren hat es mich in Mannheim erwischt. Da stand mein Leben auf der Kippe. Wochenlang. Die Überlebenschancen standen kurzzeitig 9 zu 1 gegen mich.

Ich beschließe, während die Kinder in ihre Gruppen eingeteilt werden, jetzt und hier mit meinem Schlaganfall abzuschließen. Vielleicht gibt es gar keinen besseren Moment als so einen »normalen Augenblick« im »echten Leben«. In meinem Leben. Schließlich hat es mich auch in einem solchen ganz normalen Moment »erwischt«.

Alles hat seine Zeit. Interessant, dass mir das in einem katholischen Pfarrheim in den Sinn kommt. Spontan fällt mir auch dazu ein Lied ein:

There's a time for laying low down
There's a time for getting high
A time for peace, a time for fighting
A time to live, a time to die

***

Es gibt eine Zeit, sich auszuruhen.
Es gibt eine Zeit, alles zu geben.
Es gibt eine Zeit für den Frieden.
Es gibt eine Zeit fürs Kämpfen.
Es gibt eine Zeit zu leben.
Es gibt eine Zeit zu sterben.

Auszug aus »Time of Our Lives« von Paul van Dyck, veröffentlicht 2007

Meine Zeit ist die des Lebens. Jetzt. Mir fällt ein, was ein Kollege mir vor ein paar Tagen beim Mittagessen zugerufen hat: »Sie haben sich immer zu viel vorgenommen. Die ganze Zeit über. Haben es dann immer nur fast geschafft. Und es dann anders gemacht. Deshalb haben Sie es gepackt. Weil Sie die Veränderungen und das Scheitern auf Ihrem Genesungsweg in Ihr Leben integriert haben.« So hatte ich es bis dahin noch gar nicht gesehen. Mir sieht und merkt heute niemand an, was mir widerfahren ist. Alles andere als das musste ich damals erwarten.

Seitdem werde ich immer wieder nach meiner Kernbotschaft oder zentralen Erkenntnis gefragt. Die Antwort darauf fällt mir schwer. Ich kann heute sehr gut verstehen, warum ein Schlaganfall – oder auch eine andere schwere Erkrankung – einen am Boden halten kann. Ich kann heute vielleicht besser verstehen, warum sich manche Isolation durch Worte nicht durchbrechen lässt. Ich glaube nun zu verstehen, dass nicht nur die Betroffenen es dem Umfeld in ihrer Erkrankung schwer machen können – sondern auch das Umfeld den Betroffenen.

Für mich ist daraus geworden: Such dir immer wieder neue

Ziele – mögen sie auch noch so klein sein. Du alleine belegst sie mit Bedeutung. Gehe sie an. Scheitere. Scheitere besser. Erreiche sie. Und, wenn nicht, such dir eben andere. Failure is not an option.

Am späten Nachmittag kommen meine Eltern zum Grillen vorbei. Es ist eine schöne Runde. Wir sitzen bei frühlingshaften Temperaturen zusammen und genießen Spargel, Steaks und Erdbeeren mit Eis. Passt ja zum Mai.

Abends im Bett frage ich meine Frau, wie sie diesen etwas anderen Jahrestag empfunden hat. Sie sagt, es sei ein schöner gemeinsamer Tag gewesen. Aber ihr sei auch die permanente Bedrohung erneut klar geworden: dass es noch einmal passieren kann. Ich spreche mit ihr darüber und versuche ihr zu sagen, dass mein Risiko von Tag zu Tag weiter sinkt – und ich die beste Sekundärprävention habe, die es aktuell gibt. Eine Garantie ist das nicht. Es gibt keine. Für nichts.

Ich habe nun drei Jahre unerwartet gut überstanden. Ich weiß nicht, wie viele folgen werden. Ich sage Patienten mit schweren Erkrankungen oft, die mich nach einer Prognose fragen: »Wenn ich gleich auf dem Fahrrad vor der Praxis nicht aufpasse, werde ich von einem Auto überfahren – bei guter Prognose. Vielleicht leben Sie also viel länger als ich.« Ich kann für mich ehrlich sagen: Ich habe keine Angst. Diese Erkenntnis fühlt sich gut und tragend an. Doch ich weiß in meinem Innersten auch: Ich hätte wohl nicht noch einmal die Kraft, »so etwas« wie im Mai 2015 durchzustehen. Zumindest nicht so bald. Alles hat seine Zeit.

Wenn ich heute gefragt werde, wie ich diese herausfordernde Zeit überstanden habe, sage ich Folgendes: Ich hatte das Privileg der schnellen Hilfe und dass ich niemals an meiner Genesung gezweifelt habe. Ich bin immer naiv davon ausgegangen, dass es weiter bergauf gehen wird. Gegen alle Wahrscheinlichkeiten. Gegen besseres ärztliches Wissen.

Ich hatte und habe das Privileg, mit einem Charakter ausgestattet zu sein, der ein Scheitern nicht akzeptiert, der auch die

Tiefen erfolgreich durchschritten hat. Hinzu kam das Aufgefangensein in der eigenen Familie.

Die Sicherheit, in etwas Größeres eingebunden zu sein, hat mir ebenfalls oft Halt auf schwankendem Boden gegeben. Für meine Eltern und viele andere Weggefährten erscheint meine nahezu vollständige Heilung »wie ein Wunder«. Medizinisch trifft dies sicher zu. Vor Kurzem besuchte ich mit meiner Familie das Musical »Mary Poppins« in Hamburg. Das farbenfrohe Finale bringt genau diese Botschaft auf den Punkt:

Du kannst alles erreichen, wenn du es willst. Wer nur die Sterne erstrebt, wird nur sie bekommen. Nimm den Himmel, da sind die Sterne drin.

Es wäre natürlich schön, wenn es so einfach wäre – doch der Kern stimmt.

Zwei Tage später pingt mitten in der Nacht mein Handy. Es ist kurz nach Mitternacht, eine Mail meines Vaters. Er hat gerade die Herrnhuter Losung gelesen, eine Auswahl an Bibelversen für jeden Tag. Sie spricht zu mir. Ich kann mich des Eindrucks jedenfalls nicht erwehren.

Herr, Du lässt mich genesen und am Leben bleiben.

Die Bibel, Altes Testament, Jesaja 38,16

Einer unter den geheilten Aussätzigen, als er sah, dass er gesund geworden war, kehrte er um und pries Gott mit lauter Stimme.

Die Bibel, Neues Testament, Lukas 17,15

Doch willst Du uns noch einmal Freude schenken an dieser Welt und ihrer Sonne Glanz,
dann woll'n wir des Vergangenen gedenken, und dann gehört Dir unser Leben ganz.

Auszug aus »Von guten Mächten treu und still umgeben«, Dietrich Bonhoeffer, 1944

Das vertonte Gedicht von Dietrich Bonhoeffer habe ich als Jugendlicher oft gesungen. Zudem haben wir das Lied für unsere Hochzeit ausgewählt.

Wissenschaftliche Einordnung von Prof. Dr. med. Michael Hennerici

Schlaganfall – dass diese Krankheit und ihre Therapie heute im Bewusstsein von Medizinern und Öffentlichkeit präsent sind, ist kein Zufall. Es bedurfte neuer medizinischer Entwicklungen und guter Öffentlichkeitsarbeit, bis es so weit war. Auf dem Weg dorthin kreuzten sich die Wege von Dr. Dierk Heimann und mir – zum ersten Mal 1993, als er im ZDF eine Sendung über die Arbeit der damals von mir zusammen mit mehreren Initiatoren ins Leben gerufenen Stiftung Deutsche Schlaganfallhilfe moderierte. Im Mai 2015 traf ich ihn dann nach längerer Zeit als Patient in meiner Stroke-Unit im Universitätsklinikum Mannheim. Ein Jahr später freute ich mich, ihn in wesentlich gebessertem Zustand wiederzusehen, und habe ihn in meine Abschiedsvorlesung eingeladen. Er fragte mich, ob ich eine Einordnung zu einem Buch schreiben würde, in dem er seine eigenen Erlebnisse als Patient mit besonderen ärztlichen Kenntnissen dieses Krankheitsbildes zusammenfassen wollte. Das fand ich besonders interessant und sagte gerne zu.

Zwar waren die Ursachen eines Schlaganfalls schon seit dem 17. Jahrhundert bekannt und von dem Engländer Thomas Willis (1621–1675) oder auch dem Schweizer Johann Jakob Wepfer (1620–1695) bereits prinzipiell beschrieben worden – am häufigsten als Minderdurchblutungen des Gehirns bei verstopften Arterien, seltener im Rahmen von freien Blutungen aus brüchigen Arterien oder arteriellen Fehlbildungen direkt in das Gehirn. Weil die Unterscheidung dieser beiden Formen aber beim lebenden Patienten bis zum Ende des 20. Jahrhunderts nicht möglich und die therapeutischen Ansätze grundverschieden erachtet wurden, war das Interesse der Neurologie und der Inneren Medizin an dieser Thematik gering.

Erst die Einführung der nichtinvasiven Bildgebung des Gehirns und seiner Gefäßversorgung lieferte neue Grundlagen. Ultraschalluntersuchungen der Hirngefäße wurden von 1960 an entwickelt, die Computertomografie (»CT«) in den 1970er- und die Magnetresonanztomografie (»MRT«) in den 1980er-Jahren. Nun wurde es möglich, individuell und frühzeitig Schlaganfälle sowie deren Ursachen zu erkennen und nach spezifischen Therapiestrategien zu suchen.

In Deutschland begann diese Entwicklung in Düsseldorf – sehr früh. In meiner Zeit als Oberarzt in Düsseldorf haben wir den internationalen Kontakt der Pioniere in der Schlaganfallforschung gesucht und den Austausch an Erfahrungen auf der von uns initiierten ersten European Stroke Conference im Jahr 1990 begründet. Entsprechend der für Herz-Kreislauf-Erkrankungen damals gerade beginnenden Einrichtung von Intensivstationen für Herzinfarktpatienten sollten landesweit auch Intensiv-Schlaganfallstationen, sogenannte Stroke-Units, für Schlaganfallpatienten aufgebaut werden. Die Bertelsmannstiftung unterstützte dieses Projekt wie auch die Schlaganfallaufklärung der Ärzte und der Bevölkerung. »Time is Brain« und »Jeder Schlaganfall ist ein Notfall« lauteten die ersten Slogans der Aktion. Zahlreiche große Firmen beteiligten sich und halfen bei der Gründung der Stiftung Deutsche Schlaganfall-Hilfe. Das war eine wichtige Voraussetzung, um die Umsetzung unseres Vorhabens in der damals in dieser Hinsicht noch verschlafenen Krankenhauslandschaft voranzutreiben. In Baden-Württemberg konnten wir 1993 die erste Stroke-Unit eröffnen. Fernsehen, Rundfunk und Presse waren aktive Partner von uns vaskulären Neurologen. In den Medien tätige Ansprechpartner wie Dr. Dierk Heimann waren sehr hilfreich.

Sein Buch, das Sie in den Händen halten, ist wichtig. Denn autobiografische Berichte sind authentischer und tiefblickender, als es die Schilderungen eines Arztes oftmals sein können.

Hinzu kommt: Der täglichen Praxis des Arztes steht die Erfahrung des Patienten gegenüber, der aus seiner eigenen Erlebniswelt weit über die neurologischen Krankheitszeichen hinaus komplexe Beobachtungen macht. In der akuten Krankheitsphase kann oder will er sie allerdings nur selten verbal kommunizieren. Die vorliegende Schilderung des Schlaganfallgeschehens eines Arztes, medienerfahrenen Kommunikators und herausragenden Beobachters hilft, manche auch ungewöhnlichen Krankheitsphänomene besser zu verstehen. Lesend erfährt man nicht nur, wie es dem Patienten erging, sondern auch, welche Bedürfnisse in den verschiedenen Krankheitsphasen in den Vordergrund treten. Fehleinschätzungen oder Empfehlungen von Behandlerseite können, wenn sie mit den Erfahrungen und Bedürfnissen des Patienten nicht übereinstimmen, zu beklemmenden, oft unausgesprochenen Dissonanzen führen – auch diese Einsicht schildert Dr. Heimann. Wie schön, dass diese zahlreichen Erfahrungen im Buch immer wieder aufgegriffen werden durch Texte aus Liedern, Aussprüche, Lebensweisheiten und Zitate, die vom Autor selbst vergleichend eingewebt werden.

Die Forschung schreitet voran. Die Einrichtung der Stroke-Units hat verbesserte frühzeitige Therapiemöglichkeiten des Schlaganfalls in seiner Akutphase ermöglicht und zu wesentlichen Verbesserungen der Prognose geführt. Neue Diagnosemethoden und vorbeugende Behandlungsstrategien konnten erstmalige und wiederholte Schlaganfälle um etwa zwei Drittel reduzieren. Das aktuelle Augenmerk liegt nun auf der klinischen Anwendung und Entwicklung multidisziplinärer Behandlungsverfahren. Hier sind wir dabei, auch neue medikamentöse oder interventionelle Therapieverfahren zu entwickeln und bislang für unmöglich erachtete lange Zeitfenster nach Beginn eines Schlaganfalls zur Therapie zu erforschen.

Die Nach-Schlaganfall-Phase ist leider noch wenig untersucht. Dabei geht es auch um Faktoren auf der emotionalen, kreativen, kommunikativ-interpersonellen oder kognitiven Ebene von Erlebnisverarbeitung und Persönlichkeitsentwicklung während einer Rehabilitationsmaßnahme, die die Patienten besonders verunsichern. Neue Erkenntnisse und Ansätze einer unterstützenden (»supportiven«) Strategie, zum Beispiel den Einsatz der Prinzipien der künstlichen Intelligenz, legt das Buch offen und eindrucksvoll dar. Ein schönes Beispiel für ein solches Phänomen, wie es auch bei anderen Hirnerkrankungen vorkommt, aber weder systematisch vom Arzt erfragt noch spontan vom Patienten berichtet wird, schildert Dr. Dierk Heimann so: »Eine seltsame Erfahrung ist für mich das fehlende Gefühl, mir ›sicher‹ zu sein. […] Stellen Sie sich vor, Sie wissen, dass zwei und zwei in Summe die Zahl Vier ergibt. Das Ergebnis steht Ihnen sofort klar vor Augen. Aber Sie fühlen nicht, dass es stimmt. Sie sind sich nicht sicher. […] So geht es mir seit Wochen, wenn nicht Monaten. Sachliches Wissen und gefühlte Gewissheit sind irgendwie entkoppelt. Das gehört zu dem Seltsamsten, was ich erfahren habe.«

So ist dieses Buch ein besonderes, sachfundiertes, aber auch sehr persönliches Beispiel für den Verlauf einer Schlaganfallerkrankung, das aktuell seinesgleichen sucht und dem ich von Herzen Erfolg wünsche. Herrn Kollegen Dr. Heimann sei herzlich gedankt dafür – verbunden mit meinen besten persönlichen Wünschen für die Zukunft: »Omnia tempus habent et spatiis transeunt universa sub caelo« – »Ein jegliches hat seine Zeit, und alles Vorhaben unter dem Himmel hat seine Stunde« (Prediger Salomo 3,1).

Mannheim, im Mai 2018
Prof. Dr. med. Michael Hennerici

Quellenverzeichnis

1 William Somerset Maugham: The summing up.
Doubleday, Doran & Company, 1938, New York, S. 30

2 Ernest Hemingway, A Farewell to Arms,
Simon & Schuster, New York 1997, S. 226.

3 Gedicht »Im Nebel«, 1905. Hermann Hesse: Das Lied des Lebens. Die schönsten Gedichte von Hermann Hesse. Frankfurt am Main; Suhrkamp, 2000.

Die Bibelverse sind entnommen aus: Lutherbibel, revidiert 2017

Zitate aus »In eisige Höhen« nach: In eisige Höhen. Das Drama am Mount Everest. Piper, München 2000.

FSC
www.fsc.org
MIX
Papier aus verantwortungsvollen Quellen
FSC® C083411

Originalausgabe März 2019

Ein Imprint der Verlagsgruppe
Droemer Knaur GmbH & Co. KG, München

Redaktion: Uwe Birnstein
Lektorat: Nicolas Koch
Coverabbildung: Christof Mattes Photography
Cover- und Innengestaltung: Maike Michel
Druck und Bindung: CPI books GmbH, Leck
ISBN 978-3-96340-060-5

5 4 3 2 1